JUNG, ARTE E IMAGEM
UM ENTRELACE VITAL

Editora Appris Ltda.
1.ª Edição - Copyright© 2023 dos autores
Direitos de Edição Reservados à Editora Appris Ltda.

Nenhuma parte desta obra poderá ser utilizada indevidamente, sem estar de acordo com a Lei nº 9.610/98. Se incorreções forem encontradas, serão de exclusiva responsabilidade de seus organizadores. Foi realizado o Depósito Legal na Fundação Biblioteca Nacional, de acordo com as Leis nos 10.994, de 14/12/2004, e 12.192, de 14/01/2010.

Catalogação na Fonte
Elaborado por: Josefina A. S. Guedes
Bibliotecária CRB 9/870

D739j
2023
	Dourado, Moema
	    Jung, arte e imagem : um entrelace vital / Moema Dourado.
	    1 ed. – Curitiba : Appris, 2023.
	    107 p. ; 21 cm. – (Saúde mental).
	
	    Inclui referências.
	    ISBN 978-65-250-5252-6
	
	    1. Psicologia junguiana. 2. Imagem (Psicologia). 3. Imaginação. 4. Arte
	I. Título. II. Série.
	
	                                      CDD – 150.1954

Livro de acordo com a normalização técnica da ABNT

Appris editora

Editora e Livraria Appris Ltda.
Av. Manoel Ribas, 2265 – Mercês
Curitiba/PR – CEP: 80810-002
Tel. (41) 3156 - 4731
www.editoraappris.com.br

Printed in Brazil
Impresso no Brasil

Moema Dourado

JUNG, ARTE E IMAGEM
UM ENTRELACE VITAL

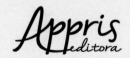

FICHA TÉCNICA

EDITORIAL	Augusto Coelho
	Sara C. de Andrade Coelho
COMITÊ EDITORIAL	Marli Caetano
	Andréa Barbosa Gouveia - UFPR
	Edmeire C. Pereira - UFPR
	Iraneide da Silva - UFC
	Jacques de Lima Ferreira - UP
SUPERVISOR DA PRODUÇÃO	Renata Cristina Lopes Miccelli
ASSESSORIA EDITORIAL	Nicolas da Silva Alves
REVISÃO	Isabel Tomaselli Borba
PRODUÇÃO EDITORIAL	Daniela Nazario
DIAGRAMAÇÃO	Andrezza Libel
CAPA	Sheila Alves
ILUSTRAÇÃO DE CAPA	Gabriel Strauss

COMITÊ CIENTÍFICO DA COLEÇÃO SAÚDE MENTAL

DIREÇÃO CIENTÍFICA	Roberta Ecleide Kelly (NEPE)
CONSULTORES	Alessandra Moreno Maestrelli (Território Lacaniano Riopretense)
	Ana Luiza Gonçalves dos Santos (UNIRIO)
	Antônio Cesar Frasseto (UNESP, São José do Rio Preto)
	Felipe Lessa (LASAMEC - FSP/USP)
	Gustavo Henrique Dionísio (UNESP, Assis - SP)
	Heloísa Marcon (APPOA, RS)
	Leandro de Lajonquière (USP, SP/ Université Paris Ouest, FR)
	Marcelo Amorim Checchia (IIEPAE)
	Maria Luiza Andreozzi (PUC-SP)
	Michele Kamers (Hospital Santa Catarina, Blumenau)
	Norida Teotônio de Castro (Unifenas, Minas Gerais)
	Márcio Fernandes (Unicentro-PR-Brasil)
	Maria Aparecida Baccega (ESPM-SP-Brasil)
	Fauston Negreiros (UFPI)

Aos meus pacientes, cuja honra tive em habitar seus universos interiores.

Aos meus analistas, que no decorrer da vida trilharam comigo um caminho de amadurecimento e verdade.

AGRADECIMENTOS

Agradeço ao Dr. Gelson Luis Roberto, pela sua contribuição ao desenvolvimento deste livro.

Aos colegas de jornada: Corina Post, Denise Vourakis e Marco Aurélio Billibio, pelo olhar atento e encorajamento a esta publicação.

Às diretorias do Instituto Junguiano de Brasília, por fomentarem a construção profunda e atual do conhecimento da Psicologia Analítica.

Ao meu amado esposo e companheiro de vida, Aristotenis Cruz, pelo incentivo e carinho de sempre.

E, por fim, agradeço ao eterno inconsciente, que tem me acompanhado e tornado a vida sempre mais poética.

PREFÁCIO

*"Tinha um perfume de jasmim no beiral de um sobrado.
Fotografei o perfume.
Vi uma lesma pregada na existência mais do que na pedra.
Fotografei a existência dela".*
Manuel de Barros

No presente livro, como uma guia, Moema Dourado desenha um mapa que lindamente nos conduz por rotas circulares, traçadas em sua experiência pessoal (um descobrir e vivenciar por meio da arte, o seu mundo interno), formação profissional (arteterapeuta, psicóloga e analista junguiana) e prática clínica da Psicologia Analítica. Ao longo dessas rotas, percebemos como se permitiu ser tocada pelas imagens e seus sentidos, seguindo-os como um "chamado".

Nesses caminhos, apresenta diferentes autores, sem que isso represente uma divergência, mas uma comunhão entre eles – comunhão praticamente esculpida a partir da composição artística, psicológica e teórica. Moema Dourado traz conceitos fundamentais da Psicologia Junguiana, como arquétipo, símbolo, função transcendente e trabalho com fantasia e imagem, descrevendo seu encantamento poético e o trabalho com a imagem da Psicologia Arquetípica.

Desenhando, traçando a "linha" da individuação e recursos expressivos, ela constrói um dialogar imagético no caminho criativo de autoexperimentação percorrido por Jung, o que futuramente seria a base de toda a sua obra psicológica analítica. Ela conceitua o arquétipo – o Self – em sua relação com o ego, centro da consciência, e o processo de desenvolvimento da personalidade, que Jung chamou de individuação.

Continua, então, conduzindo-nos pela imaginação ativa, técnica que proporciona diálogos com nossas imagens internas, para nosso "reino imaginativo".

Também como uma escultora, Moema Dourado leva o leitor a conhecer como seu fazer clínico acontece, como é sentido e percebido, em um rico processo sinestésico, uma interpenetração de sentidos, uma entrega espontânea ao fazer da linguagem metafórica. Entrelaçando o fazer da Psicologia Analítica, o método de Sandplay, a prática da imaginação ativa e as atividades expressivas, marca sempre o processo, e não o produto das técnicas e métodos.

Uma das rotas percorridas pela autora foi a de sua experiência nas artes, já despertada na sua adolescência, em que conseguia reconhecer seus sentimentos e sensações, seu mundo interno no mundo expressivo, de forma muito espontânea – e aqui conseguimos perceber um dos chamados internos, da alma.

Mais tarde, escolhe graduação em Artes Plásticas, que lhe proporcionará todo um múltiplo olhar, sentir e perceber sobre seu trabalho teórico/prático na clínica junguiana, brindando-nos com as contribuições que a arte pode proporcionar para nosso fazer psíquico, para a alma do mundo. Assim como Jung, presenteia-nos com toda a sua jornada pessoal expressiva, teórica e prática/clínica.

Percebemos, ainda, o dilema quanto à estética, pois o trabalho, o fazer na atividade expressiva, nos mostra visível e verdadeira função natural, a importância de utilizar atividades expressivas na organização psíquica. Moema Dourado traz, então, mais uma grande referência no trabalho expressivo embasado no referencial junguiano: a experiência viva do trabalho de Nise da Silveira.

Para que o leitor possa realmente vivenciar essa fantástica composição da prática teórica/clínica da autora, ela nos faz mergulhar em alguns de seus casos clínicos. Como uma contadora de histórias, proporciona uma rica viagem sinestésica e imagética aos seus leitores e ouvintes.

Nesse compor dos seus casos, podemos sentir e perceber o poder das técnicas expressivas, do método analítico e do trabalho poético e metafórico com a imagem. A autora possibilita-nos entender como essa composição pode proporcionar a reintegração psíquica, unindo instinto/corpo e mente/logos. Em um campo intermediário psíquico, onde inconsciente e consciência se relacionam, ou seja, na composição entre essas realidades psíquicas, a função transcendente acontece.

E é assim que conseguimos sair do literalismo, construindo pontes para o simbólico/metafórico, para reanimarmos a vida e o mundo.

Corina Post

Diretora presidente do Instituto Junguiano do Rio Grande do Sul (2023/2024), coordenadora do Núcleo de Atividades Expressivas e Mitos do IJRS, coordenadora, professora e supervisora do curso de formação em arteterapia junguiana - IJRS, especialista em Moderna Educação - PUCRS. Psicóloga, analista didata junguiana IJRS/AJB/IAAP.

SUMÁRIO

INTRODUÇÃO 15

1
PSIQUE E IMAGEM 19

2
INDIVIDUAÇÃO E RECURSOS EXPRESSIVOS 33

3
IMAGEM E O MÉTODO SANDPLAY, A PSIQUE E A MATÉRIA .. 51

4
SUBJETIVIDADE CRIATIVA, ARTE E ESTÉTICA NA
PSICOLOGIA ANALÍTICA 69

5
IMAGEM FIGURATIVA OU ABSTRATA? DISSOCIAÇÃO OU
COMUNHÃO COM O UNIVERSO? 79

CONSIDERAÇÕES FINAIS 99

REFERÊNCIAS 101

INTRODUÇÃO

Este livro trata do tema "imagem" — conceito abordado na Psicologia Analítica, desenvolvida pelo psiquiatra e psicoterapeuta suíço Carl Gustav Jung (1875-1961). A imagem é um tema central em sua obra e pesquisa. Nessa perspectiva, a imagem não é apenas visual, sendo um conceito mais abrangente; é como a psique funciona e se expressa, onde tudo pode ser uma imagem (uma música ou uma sensação física, por exemplo).

A imagem é, portanto, a condição para dar corpo à psique; é como o inconsciente se veste e pode ser percebido pela consciência; é a possibilidade dessa linguagem do inconsciente se manifestar (via símbolo, conceito que será tratado mais adiante). O processo simbólico que se dá nos sonhos, por exemplo, também se dá nas Artes — o que implica não apenas a expressão da alma (ou psique), mas um processo de elaboração e reconhecimento.

Esta obra se ocupará das possibilidades da psique se expressar e se reconhecer via mundo das imagens. O processo simbólico mencionado envolve a função transcendente (conceito a ser tratado nos capítulos seguintes); envolve um ganho de consciência e um trabalho de cura, sendo, portanto, uma necessidade do homem desde sempre.

O poder da imagem é central em diversas culturas originárias (os povos indígenas brasileiros, os andinos, os aborígenes australianos, entre outros). Sobre a questão, Jung fez muitas viagens, a fim de ampliar sua visão eurocentrada e investigar a psique em culturas ancestrais — o que foi muito importante para o desenvolvimento da Psicologia Analítica. Embora esta obra não tenha sido direcionada para a via antropológica, citei alguns elementos comparativos entre os saberes ancestrais e o trabalho da Psicologia Analítica, a fim de introduzir a temática tão abrangente da imagem.

O trabalho com a imagem é um processo vivo, criativo e mobilizador. Em meus 22 anos de trabalho clínico com crianças e adultos, sempre me fascinou o trabalho vivo com as imagens do inconsciente. Meu encontro com a Psicologia Analítica tornou esse caminho cada vez mais instigante e profundo. Portanto, reflito a temática da imagem a partir de um percurso que abrange meu universo profissional e pessoal.

Antes de me tornar psicóloga, ainda adolescente, encontrei na expressão artística, em especial no desenho e na pintura, uma forma de lidar com meu mundo interno, minhas emoções e as questões difíceis próprias daquele período de vida. Tal processo se deu de modo espontâneo e fluido, como afirma o próprio Jung, a capacidade da expressão artística é inerente ao ser humano. Naquelas experiências pude perceber que era possível fazer contato com reinos psíquicos autônomos — o que me fascinava e, ao mesmo tempo, me amedrontava. Esse interesse me levou a cursar, posteriormente, um curso de graduação em Artes Plásticas e, depois, já psicóloga, um curso de especialização em Arteterapia. Portanto, a relação entre a Arte e a Psicologia me acompanhou em diferentes momentos de vida — também aqui abordada na exploração da relação entre as Artes Visuais e a Psicologia Analítica.

Assim, no primeiro capítulo, descrevo conceitos seminais da Psicologia Analítica desenvolvida por Jung: a psique e a imagem. No entanto, como Psicologia complexa, é necessário explicar outros conceitos, tais como: arquétipo, símbolo e função transcendente. Busco introduzi-los gradualmente para os leitores menos familiarizados à teoria junguiana. Portanto, a Psicologia Analítica, também denominada Psicologia Junguiana — abordagem que guia o meu trabalho clínico enquanto psicóloga e analista —, baliza esta obra.

Ainda nas linhas que se seguem, gostaria de destacar a presença das importantes contribuições de James Hillman, criador da Psicologia Arquetípica. Embora o autor discorde e não considere conceitos primordiais para a Psicologia Analítica (símbolo e *Self*, por exemplo), insiro alguns de seus pensamentos no que se refere ao trabalho com a imagem. O intuito não é o confronto de pensamento desses importantes pensadores e tampouco simplificar a completude do pensamento hillmaniano. Meu trabalho clínico tem abordagem essencialmente junguiana, mas sempre me encantou a poesia da

Psicologia Arquetípica e sua forma de trabalhar com a imagem — o que contribui efusivamente no meu trabalho com ela. Naturalmente, a obra de James Hillman é aqui inserida. A apresentação teórica é construída levando-se em conta minhas percepções ao longo dos anos de experiência profissional calcada na prática clínica.

O segundo capítulo "Individuação e recursos expressivos", evidencia a importância e a forma propícia para se dialogar com as imagens do inconsciente na análise junguiana. É relatado o criativo caminho de autoexperimentação, percorrido por Jung, de confronto com o inconsciente, que embasou a construção de sua obra teórica sobre a Psicologia Analítica. O conceito de *Self* — central na Psicologia Analítica, princípio arquetípico do sentido — é trazido e apresentado na relação com o ego — centro da consciência — para o processo de desenvolvimento. O importante processo de desenvolvimento da personalidade, denominado na Psicologia Analítica como individuação, é aqui descrito. Também explico sobre a técnica da Imaginação Ativa, utilizada nos processos de análise, na qual, em um reino imaginativo, se estabelece uma relação consciente com as imagens psíquicas do inconsciente.

Já no terceiro capítulo trato da imagem no contexto do método terapêutico suíço *Sandplay*, desenvolvido por Dora Kalff. Apresento algumas reflexões sobre os aspectos não verbais do processo clínico que envolve a relação analista-paciente-matéria, mais especificamente a areia utilizada no *Sandplay*. Na exploração de tais conexões, são utilizados os estudos de Jung sobre os aspectos psíquicos das culturas primordiais. E ainda, tem-se a discussão de James Hillman sobre a alma em todas as coisas e como trazer para a Psicologia a noção de um mundo almado. A areia, a terra e a natureza são aspectos abordados enquanto arquétipo materno de nutrição no processo de análise.

Ainda nas linhas do terceiro capítulo, é ressaltado que não apenas a psique do paciente e o analista participam no processo de análise, mas também outros componentes. É o caso, por exemplo, da areia — parte do método *Sandplay* —, e de outros elementos da natureza que conduzem um encontro terapêutico em camadas psíquicas pré-verbais da consciência, possibilitando uma nova ligação às forças do inconsciente e a reconstrução da personalidade.

No quarto capítulo, evidencio a relação do próprio Jung com as Artes Visuais, tanto de modo pessoal como relacionada ao seu trabalho na Psicologia Analítica. De fato, tem-se um histórico equivocado de fortes reações negativas de Jung em relação à Arte Moderna. A exposição de tais aspectos negativos é pertinente não para expor Jung negativamente, mas para que tal histórico seja conhecido e colabore para a continuidade da construção da Psicologia Analítica, afinal, as contradições e os sofrimentos são parte do processo de individuação.

A partir desse histórico, são confrontadas as ideias de Jung sobre a não valorização estética na produção das imagens de fantasia, em que a reflexão é conduzida para o reconhecimento da importância da estética no processo de transformação da energia psíquica, a partir do trabalho com as imagens.

O quinto e último capítulo traz reflexões sobre a prática clínica da imagem, a partir do conhecimento advindo de um paralelo com as Artes Visuais, no intuito de confirmar a importância que teve e pode vir a exercer a interseção entre a Arte e a Psicologia Analítica. De modo específico, exploro a representação figurativa e abstrata na Arte e na clínica da Psicologia Analítica.

Convido o leitor para esse mundo fascinante das imagens. Neste livro, busco favorecer a compreensão do papel da imagem na prática clínica, propiciando a reflexão do seu poder no processo de individuação dos pacientes.

1

PSIQUE E IMAGEM

O presente tema e as reflexões aqui expostas surgiram a partir da visita à uma exposição de arte contemporânea aborígene australiana, inédita no Brasil, que apresentou uma cuidadosa pesquisa e um panorama dos artistas aborígenes contemporâneos mais reconhecidos internacionalmente. As obras ali expostas foram comercializadas com valores elevados em galerias e museus de arte.

No Brasil, a arte contemporânea dos povos originários também começa a ocupar os grandes salões de arte — o que há pouco tempo não ocorria, pois, apesar de estudadas, são normalmente vendidas enquanto artesanato, estando restritas em suas comunidades.

As obras apresentadas na mencionada exposição — em grande parte, pinturas em tela, tecidos ou casca de árvores — tiveram origem nos desdobramentos dos mitos originais da cultura em questão, os quais se diferiam das imagens da arte tradicional adotadas pelas comunidades concernentes; ou seja, aqueles povos mantinham sua arte tradicional de dança, música, rituais, pintura corporal, desenhos sobre o solo ou sobre as rochas e, na interação com o sistema euramericano de artes, produziam *fine art* — um produto à parte — para a exibição e venda fora da comunidade aborígine. No entanto, existia uma continuidade entre os dois domínios (GOLDSTEIN, 2012).

O tema da exposição em questão, intitulado *O Tempo dos Sonhos*, tratou da raiz central da cultura aborígene. Sem me estender ou aprofundar as inúmeras interpretações antropológicas ou religiosas dadas às concepções míticas dessa cultura, o complexo cosmológico comum, denominado *Dreaming* (em português, O Sonhar), representa a lei fundamental tradicional para aqueles povos (GOLDSTEIN, 2012). Os povos tradicionais australianos vivenciam sua arte e cultura de modo indissociável. Segundo Goldstein (2012), o *Dreaming* representa o período criativo imemorial em que tudo foi criado. Ele não representa um tempo distante, mas, sim, um tempo-espaço paralelo presente de interação (GLOWCZEWSKI, 1990). Para o aborígine australiano, enquanto faz sua arte, não existe diferença entre o sonhar dormindo e acordado. Nesse ínterim, Jung também compartilha da possibilidade constante do acesso às imagens do inconsciente ao afirmar que presumivelmente "sonhamos o dia todo, embora não o percebamos, devido à clareza da consciência. Mas à noite, quando se dá o rebaixamento do nível mental, os sonhos irrompem tornando-se visíveis" (JUNG, 2013d, § 162).

De fato, o encontro entre o contemporâneo e as culturas tradicionais trouxe à Psicologia Analítica, desenvolvida por Carl Gustav Jung, uma riqueza de conteúdos na busca incessante pela profundidade psíquica. A exposição de arte comentada incitou-me nessa perspectiva de diálogo entre as antigas tradições originarias com o contemporâneo, despertando-me a reflexão sobre os caminhos e modos de envolvimento com a imagem. Para tanto, detive-me longamente diante de uma das telas cuja imagem (Figura 1) me despertou a atenção, transmitindo movimento, beleza e força. Ao ler o título — *O Sonhar da Água* (1997), de Abie Jangala —, me surgiam as perguntas: "A água sonha? A água é sonhada? Quem sonha o sonho para a água? Como sonhar o sonho da água? O que sonha a água? Como e para quê?"

Em uma brincadeira metafórica, tudo parecia possível na experiência do indígena artista ao pintar aquela tela. No trabalho profundo psíquico do consultório, quando da abordagem da Psicologia Analítica, muitas vezes, faz-se necessário sonhar o sonho do paciente com ele(a); senti-lo; cheirá-lo; olhá-lo de dentro e de fora, de perto e de longe, em diversos ângulos; com o pensamento, com a intuição. E como fazê-lo? Tem-se aí um percurso maravilhosamente sinuoso.

Figura 1 – Pintura acrílica sobre linho; *O Sonhar da Água* (1997), de Abie Jangala

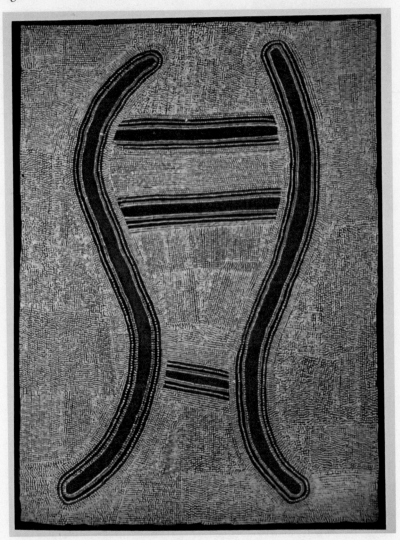

Fonte: Caixa Cultural (2018, p. 10)

    O trabalho a partir dos sonhos é muito importante na Psicologia Analítica. Sem adentrar em tal temática, cito o sonho e a arte para introduzir e instigar o universo das imagens, para refletir como se dá o contato com elas, diante da complexa natureza da Psicologia humana.

Jung (2013g) diferencia dois tipos de pensamento: 1) o pensamento dirigido; e 2) o pensamento metafórico. O pensamento dirigido é aquele mais lógico, objetivo e conceitual conhecido por intelecto. Tem-se aí um modo de pensar ativo, ou seja, é voluntário e, por vezes, trabalhoso, podendo produzir clara e diretamente novas aquisições para o ser humano. Tal forma de pensamento se dá via palavras; portanto, necessitando da linguagem. Podem desencadear processos tão intensos que a pessoa chega a falar sozinha na tentativa de concluir seus pensamentos. Nesse tipo de funcionamento cerebral, recorre-se à memória semântica, ou seja, aquela que contém informações armazenadas conceitualmente em forma de palavras. Por exemplo, ao classificar uma planta biologicamente, ao criar uma fórmula matemática ou ao fazer uso de recursos tecnológicos, recorre-se ao pensamento dirigido.

Já o pensamento metafórico, muito importante na abordagem da Psicologia Analítica, conhecido como simbólico, se dá espontaneamente, ou seja, não corresponde à intenção voluntária. Ele é mais profundo, pois se relaciona com conteúdos já existentes no ser humano — memórias afetivas, ligadas às vivências pessoais, ou memórias históricas, ligadas ao inconsciente coletivo. Ele não possui orientação finalista consciente, pois se dá a serviço do inconsciente. Segundo Jung (2014b), os conteúdos psíquicos irracionais e inconscientes, apesar de não serem realidades concretas e externas, são realidades psíquicas atuantes e verdadeiras para quem as vivencia. Logo, o sonho, a fantasia, o devaneio poético, entre outras formas de manifestações psíquicas espontâneas advindas do inconsciente, são realidades psíquicas.

Nessa perspectiva, enquanto o pensamento dirigido acarreta uma reação mais direta à realidade externa, o pensamento metafórico transcende, permitindo outras formas de experimentação de tal realidade. A complexidade desses elementos evidencia que o campo de trabalho do analista junguiano não é facilmente conceituável ou delimitável, pois quando do trabalho com a psique, compreende-se a existência de um espaço intermediário que possibilita o diálogo entre o mundo externo e interno de cada ser humano. Na perspectiva junguiana, a busca da conciliação entre as realidades consciente e inconsciente da psique é fundamental para o amadurecimento e desenvolvimento da personalidade (JUNG, 2014b). À função mediadora de opostos, Jung (2013G) denominou função transcendente — que tem relação com elementos tanto conscientes quanto inconscientes, reais e imaginários. E apesar do impacto misterioso que a terminologia em questão pode, a princípio, evocar, a função transcendente ajuda a elucidar fenômenos psíquicos profundos fundamentais no processo analítico. A capacidade de equilibrar forças opostas, a partir da função transcendente, traz ao indivíduo uma atitude renovada. A energia psíquica antes submersa no inconsciente pode, por exemplo, pela função transcendente, reaparecer de outro modo: positivamente; pode surgir um novo sonho ou mesmo atitudes externas diferentes advindas de uma nova consciência.

A função transcendente tem relação direta com a formação de símbolos. A arte e os sonhos são exemplos de possibilidades da função transcendente. Um símbolo pode ser uma figura, um conceito, um nome, podendo ser conhecido — mas sempre sendo detentor de um sentido oculto, obscuro e desconhecido. Tem, portanto, esse caráter dualista, que traz aspectos conscientes e também inconscientes, logo, a compreensão apenas racional não é suficiente. Sobre a questão, Jung (2013c, § 417) assegura: "Um conceito ou uma figura são simbólicos quando significam mais do que indicam ou expressam. Eles têm um aspecto abrangente inconsciente que nunca se deixa exaurir ou definir com exatidão".

Os símbolos são produtos da natureza, ao passo que diferentes manifestações psíquicas podem expressá-los (pensamentos, ações, sentimentos e situações) (JUNG, 2013c). É pela linguagem simbólica que os conteúdos inconscientes são comunicados ao consciente na imaginação de cada um.

Também os símbolos são o idioma natural do inconsciente, sendo a imaginação o canal onde flui este material inconsciente em forma de imagens — perceptíveis para a mente consciente. Aqui vale destacar a técnica da Imaginação Ativa (vide Capítulo 2), que consiste na entrada na imaginação de cada pessoa, de forma consciente, para dialogar com as imagens do inconsciente encontradas (JOHNSON, 1989).

Historicamente, o inconsciente foi sistematicamente desqualificado, ou mesmo não reconhecido. A relação que se estabelece com ele depende do espírito de cada época. (JUNG, 2013g). Ainda hoje, é difícil para a ciência valorar algumas funções psíquicas. No entanto, para a Psicologia Analítica, ocorre o inverso. A fantasia — em sua maior parte, produto do inconsciente — é central na psique. Jung (2013g) fez uso do termo "fantasia" para designar a atividade criativa específica da psique. Ali se tem uma atividade autônoma, que representa um processo vital, em um ato de criação contínua.

Ainda sobre a questão, Jung (2013g, § 73) aponta a centralidade da fantasia como função psíquica ligada às outras, sendo "[...] a mãe de todas as possibilidades, onde o mundo interior e exterior formam uma unidade viva, com todos os opostos psicológicos"; pois ela integra opostos, "[...] é tanto sentimento quanto pensamento, é tanto intuição quanto sensação"; ou seja, existe uma realidade viva que não é determinada apenas pelo comportamento objetivo, mas também por um processo psicológico vivo.

Fazendo uso de questionamentos instigadores, Jung (2013g, § 73) enfatiza a importância da fantasia para a experiência humana: "O que seria da ideia se a psique não lhe concedesse um valor vivo? E o que seria da coisa objetiva se a psique lhe tirasse a força determinante da impressão sensível? O que é a realidade se não for uma realidade em nós, esse *in anima?*"[1].

Com o passar do tempo, o conceito de alma recebeu filosófica, religiosa ou culturalmente interpretações diversas. Para a Psicologia Analítica, alma ou psique, refere-se à relação com o inconsciente, com o mundo interior. O sujeito pode estabelecer contato com o mundo e os objetos externos mecanicamente e de modo estritamente objetivo. Por outro lado, pode fazê-lo de forma "almada", dando significado e profundidade às experiências vividas.

---

[1] Em latim, *anima* traduz-se como alma ou psique

A alma é, portanto, distinta do sujeito, bem como do mundo externo, mas o ser humano estabelece relação com ambos e, sob o ponto de vista psicológico, ambos são realidades para quem vivencia.

> Mesmo que alguém possa se entregar totalmente ao mundo exterior, ainda assim o mundo se apresenta como um objeto distinto dele; de igual modo o mundo inconsciente das imagens se comporta como objeto distinto do sujeito, mesmo que a pessoa se entregue totalmente a ele. (JUNG, 2013g, § 267).

A alma, ou psique, tem a função de percepção dos conteúdos inconscientes, também exercendo função criadora — que dinamicamente cria símbolos. A psique cria imagens, funciona por imagens, que podem impactar subjetivamente o indivíduo. No entanto, aos olhos estritos da razão, as imagens seriam consideradas inúteis para uma aplicabilidade objetiva no mundo externo. Sobre a questão, Jung (2013g) cita a possibilidade de raras aplicabilidades objetivas da imagem, quais sejam: a utilização artística a partir de uma forma expressiva e a utilização na especulação filosófica ou religiosa. Em contrapartida, Johnson (1989) observa que as imagens simbólicas do inconsciente são a fonte criativa do espírito humano, não apenas em suas representações artísticas, mas também para a ciência e a inteligência abstrata e em todas as suas realizações.

Jung (2013g) também aponta a alma ou psique como a personificação do inconsciente; ou seja, na relação com o inconsciente, são geradas imagens. Nesse espaço intermediário de relação com o mundo interior, as imagens tornam-se via de acesso ao trabalho psicológico. Aqui vale recordar a função criadora das imagens: a fantasia, tornando-as disponíveis para uma "manipulação simbólica" (CONNOLY, 2017a, 2017b *apud* CARVALHO, 1991).

Comumente, a imagem é apenas associada ao pictórico, mas é preciso salientar que uma imagem também pode ser sonora, táctil ou vir como uma sensação corporal, por exemplo (BARCELLOS, 2012).

Segundo Silveira (1992), na qualidade de experiências psíquicas, as imagens internas não são cópias de objetos externos, mas representações imediatas advindas da função imaginativa do inconsciente. Nise da Silveira, psiquiatra, foi pioneira no Brasil no trabalho com as imagens do inconsciente no hospital psiquiátrico. Em suas explorações intrapsíquicas, abordou as imagens como autorretratos da situação psíquica de seus pacientes.

Nesse sentido, a vida psíquica emocional é constituída pelas imagens simbólicas formadas no inconsciente, em que cada imagem tem o seu dinamismo. "A imagem interna não é um simples conglomerado de conteúdos do inconsciente. Constitui uma unidade e contém um sentido particular" (SILVEIRA, 1992, p. 82).

As imagens podem ser representações arquetípicas. Sobre a questão, Jung (2013g) concluiu que enquanto seres humanos herdamos uma anatomia psíquica comum. O inconsciente coletivo é constituído por modelos universais de dinâmica psicológica, ao qual temos acesso e podem nos impulsionar enquanto imagens autônomas. As imagens arquetípicas têm imensa carga energética, não sendo à toa percebidas pelos gregos e outros povos antigos como forças sobrenaturais capazes de influenciar o ser humano (JOHNSON, 1989). Assim: "O arquétipo é uma fórmula simbólica que entra em função sempre que não existam ainda conceitos conscientes ou que, por razões internas ou externas, seja elas de todo impossíveis" (JUNG, 2013g, § 696).

De fato, tem-se acesso às forças inconscientes a partir das imagens arquetípicas, que

> [...] se formaram a partir da vida, do sofrimento e da alegria dos antepassados e querem voltar à vida, como experiências e como ação. Mas por causa de sua oposição à consciência não podem ser traduzidas imediatamente para o nosso mundo, mas é preciso achar um caminho intermediário conciliatório entre a realidade consciente e a inconsciente. (JUNG, 2014B, § 120).

Jung (2013G) aponta a linguagem poética das imagens de fantasia, que se relacionam indiretamente com a percepção externa, pois apesar de aparecerem na consciência, dependem da atividade inconsciente da fantasia. São, portanto, representações psicológicas internas da fantasia. No entanto, é preciso considerar as construções culturais no processo em questão. Jung aponta que para alguns povos originários, por exemplo, a imagem interna pode se transformar em representações sensitivas no espaço externo, sem que se possa tratar de um caráter patológico alucinatório. A abordagem junguiana também permitiu reconhecer nos pacientes manifestações muito individuais das imagens, sem um olhar necessariamente psicopatológico. De modo particular, em crianças, observei algumas visões que foram desaparecendo à medida que eram desenvolvidos novos recursos emocionais para lidar com o mundo interno e seu meio familiar. Uma criança aos oito anos de idade que atendi, por exemplo, via uma menina fantasma que a acompanhava sempre que ia para a escola. E a menina fantasma era muito crítica com ela, a desqualificava em suas atitudes de liderança e recriminava sua aparência, bem como seus esforços para ficar mais bonita. No caso, a criança desenvolveu uma relação de sensação física com a imagem, sem que se pudesse apontar um padrão psicótico alucinatório.

O autor James Hillman (1926-2011), o qual desenvolveu a Psicologia Arquetípica, pós-junguiana, trouxe contribuições muito importantes para o pensamento metafórico inconsciente. Por este motivo, trago Hillman assumindo sua inquestionável contribuição ao trabalho com as imagens, no entanto, sem perder a perspectiva de Jung, no que diz respeito ao símbolo e *Self*. Hillman (2018) tem restrições em relação à visão simbólica no trabalho com a imagem. Ele identifica riscos nessa abordagem, dentre eles a generalização ou as associações simbólicas que supostamente poderiam levar à perda da imagem particular trazida pelo paciente, com suas demandas e características específicas. No entanto, o citarei ao longo deste livro, sem o objetivo de destacar as diferenças do pensamento Hillmaniano comparado ao Junguiano. Essa opção diz respeito a minha forma de trabalhar clinicamente, centralmente a partir da abordagem junguina, utilizando algumas contribuições de Hillman sobre o trabalho com a imagem.

James Hillman (2018) faz um importante questionamento sobre qual seria a linguagem da imaginação, pois, ao imaginar, não lidamos com a nossa linguagem sensória usual — o que pode ser perturbador para o ego. Nesse viés, trabalhar com a imaginação exigiria um retreinamento dos sentidos pela imagem. Hillman, então, sugere a não existência de uma linguagem sensória própria na imaginação, embora conectada à linguagem poética e artística, fazendo presente a estética e o estilo. Ao lidar com as imagens oníricas, por exemplo,

> [...] não podemos assumir que entender os sonhos seja simplesmente uma questão de ver a partir de imagens e ouvir por meio de metáforas. É como se a psique misturasse essas duas modalidades para nos lembrar de sua complexidade: que ao menos dois sentidos são necessários para apreensão de uma imagem. (HILLMAN, 2018, p. 105).

Portanto, sabemos que não é possível estabelecer um protocolo linear quando do trabalho com as imagens do inconsciente que exigem sensibilidade, espontaneidade, liberdade e criatividade. Não é possível recorrer apenas à memória semântica e lidar conceitualmente com as imagens. Assim como nas Artes, a mistura dos sentidos é muito bem-vinda. Como aponta Hillman (2018, p. 110), a sinestesia ou interpenetração de sentidos é necessária para o alcance da capacidade transformadora da imagem pois, "sinestesia é como a imaginação imagina".

Ocorre-me um trecho do belíssimo poema de Fernando Pessoa (2005, p. 34), escrito pelo heterônimo de Alberto Caeiro, em 1914, que ilustra tal mistura dos sentidos e emoção na imaginação:

> Sou guardador de rebanhos, o rebanho é os meus pensamentos. E os meus pensamentos são todos sensações. Penso com os olhos e os ouvidos. E com as mãos e os pés. E com o nariz e a boca. Pensar uma flor é vê-la e cheirá-la. E comer um fruto é saber-lhe o sentido.

Do ponto de vista científico, a sinestesia é um fenômeno neurológico que descreve a capacidade de experiências de união sensorial (CURWEN, 2018). A percepção de um sentido não estimulado é desencadeada por outro sentido estimulado. Há uma combinação de percepções sensoriais e diferentes interpretações cerebrais para um mesmo estímulo sensorial. Por exemplo: Maria sente cheiro de café ao ouvir um jazz. Aqui, a percepção do cheiro foi desencadeada ao ouvir determinado som. Outro exemplo: João via mulheres douradas. No caso, tem-se uma associação de cor a uma forma específica. De fato, raras são as pessoas capazes de obter respostas sinestésicas, as quais são inatas e involuntárias, a partir de estímulos sensoriais ou mesmo estímulos de outra ordem. No entanto, alguns fenômenos sensoriais são comuns mesmo a não sinestésicos, como relacionar sons graves a cores escuras e sons agudos a cores claras (CAETANO, 2014).

A sinestesia tem sido bastante explorada em pesquisas artísticas. Segundo Curwen (2018), as investigações da condição de intercruzamentos sensoriais nas Artes são mais antigas que a utilização médica desse conceito. E me pergunto: para a Psicologia Analítica, que fundamenta o trabalho psicológico nas imagens, o quanto é importante a sinestesia? As presentes colocações conduzem à afirmação de que apesar dos sentidos serem normalmente percebidos de forma separada pela consciência, do ponto de vista psicóide, os sentidos estariam interligados. Logo, a imagem traz essa riqueza polifônica. Ao lidarmos com a imagem, é importante considerar a sinestesia, pois diferentes sensações podem estar em uma só expressão.

Jung (2013) utiliza o termo "psicóide" para dar qualidade a fenômenos inconscientes que situam-se entre a matéria e a psique, sendo, portanto, limítrofes, nem totalmente psicológicos nem apenas fisiológicos. No próximo capítulo os processos psicóides serão retomados para elucidar este complexo fenômeno atribuído a um nível tão profundo do inconsciente.

No decorrer da análise, acompanhadas das imagens dos sonhos, todas as manifestações psíquicas podem ser parte importante do processo — o que traz ao analista uma gama imensa de diferentes formas de se trabalhar com elas. Sobre a questão, Jung (2013c), ao tratar de sua forma de trabalho, evidencia a necessidade de encontrar uma abordagem individual para cada analisando. Tal natureza do trabalho analítico traz para si um caráter criativo e artístico. Portanto, brincar com a imaginação é parte do trabalho psicológico, a qual nos propomos, e a maneira de se trabalhar com ela, deve ser cuidadosamente considerada e desenvolvida enquanto habilidade profissional. Ao lidar de forma brincalhona com as imagens, a criação lúdica do analisando pode ser estimulada. Jung (2013g) destaca o instinto lúdico presente na fantasia. Enquanto instinto, trata-se de uma necessidade interna, que leva a criação de algo novo. "O espírito criador brinca com o objeto que ele ama" (JUNG, 2013g, § 185).

Como relata Hillman (2018, p. 117), a partir de sua experiência clínica e criatividade, "o *insight* metafórico emerge através do ouvir enquanto enxergamos". Neste sentido, a leitura de uma imagem tem efeito muito diferente se feita poeticamente e não descritivamente.

Tanto a amplificação como a interpretação fazem parte do método analítico. No entanto, o excesso de intelectualismo, em uma interpretação estritamente racional, pode cortar o diálogo com a imagem. Como reflete Connolly (2017a, 2017b), a interpretação, quando viva, fala diretamente ao material do analisando em termos metafóricos e simbólicos. Tal vivacidade vem da capacidade do analista de pensar metaforicamente, inventar novas combinações metafóricas, dando profundidade às mesmas.

Ainda segundo aquela autora, as metáforas, com sua capacidade expressiva, ajudam a dar forma às experiências não processadas, colaborando para o entendimento dos processos e das estruturas psíquicas. Aqui, é muito importante a tensão criativa estabelecida na relação pensamento-sentimento-intuição-sensação (CONNOLLY, 2017a, 2017b). E para atingir tal nível de trabalho metafórico, o analista pode contar com sua capacidade de "devaneio" — não um devaneio a serviço das necessidades do ego, mas, sim, um devaneio mitopoético, da alma, capaz de levar o ego a novos reinos, às possibilidades das imagens internas.

Sobre a questão, não poderia deixar de citar Bachelard (2006, p. 146-147), com sua consciência filosófica e poética, ao revelar que a imagem desperta a alma:

> O ser do sonhador de devaneios se constitui pelas imagens que ele suscita. A imagem nos desperta do nosso torpor [...]. O sujeito do devaneio pasma-se de receber imagens, fica pasmado, encantado, desperto. Os grandes sonhadores são mestres da consciência cintilante.

Tal consciência cintilante, que leva ao encantamento da imagem, é muito valiosa para o trabalho analítico. A partir do encantamento, é possível experimentar um novo olhar, um envolvimento que pode levar a uma renovação.

> O devaneio poético é sempre novo diante do objeto ao qual se liga. De um devaneio a outro, o objeto já não é o mesmo; ele se renova, e esse movimento é uma renovação do sonhador (BACHELARD, 2006, p. 151).

Bachelard (2006) situa a experiência do devaneio entre a vigília diurna e a experiência onírica noturna — um onirismo desperto por assim dizer. "O devaneio é esse estado simples em que a obra tira de si mesma suas convicções, sem ser atormentada por censuras" (BACHELARD, 2006, p. 154) Assim como o devaneio poético abre caminho para a obra de poetas, artistas e escritores, o estado mitopoético, na Psicologia Analítica clínica, abre caminho para a profundidade psíquica, permitindo o envolvimento íntimo e desperto com o "objeto" de encantamento. Bachelard aponta em tal espaço de intimidade uma ausência de fronteiras, que leva a uma experiência polissensorial. Ali não existe barreira entre o "dentro" e o "fora".

Diante do exposto, tem-se a elucidação da primazia da imagem no trabalho clínico da Psicologia Analítica. O percurso histórico do pensamento sobre a imaginação criativa antes de Jung não será aqui abordado. Entretanto, é importante pontuar que antes do reconhecimento da supremacia da imaginação para o trabalho psicológico, percorreu-se uma longa trajetória. Como aponta Avens (1993), as avaliações filosóficas de outrora situavam a imaginação como pouco importante dentro das faculdades mentais, sendo confundida com a memória, a alucinação e outras percepções. Na tradição racional ocidental, o que não estava dentro de categorias lógicas era percebido como ameaçador para a supremacia da razão, sendo consequentemente negado. A via imaginativa não era reconhecida para lidar com o dualismo do homem versus mundo, do espírito versus matéria. A ciência tentava converter, inclusive, a psique da Psicologia em um formato absolutamente controlável e objetivo para o sujeito.

O formidável percurso de Jung rompeu sólidos paradigmas no trabalho psicológico, trazendo, para a Psicologia científica, aspectos menos compreensíveis e aceitáveis para a prática da saúde mental em sua época. Ele abriu um caminho para os analistas contemporâneos, para a expansão das formas de trabalho com a imagem.

Como linguagem do pensamento metafórico inconsciente, não semântica, a imagem se desdobra em vários campos, a saber: literatura, cinema, artes visuais, dança, artes cênicas, poesia, entre outros, indicando múltiplas formas e caminhos para a expressão da alma.

Nesse ínterim, questiono: quais são os múltiplos caminhos para a expressão da imagem na análise junguiana? Como a alma, enquanto imagem, encontra sua forma de expressão? Enquanto analista, como se envolver com essa linguagem mitopoética?

É perceptível que poucas discussões sobre o tema se dão no ambiente de ensino, ao passo que o treinamento formal das habilidades do analista fica a cargo da análise individual e supervisão de cada um. As habilidades de um analista, em seu formato, têm forte cunho pessoal, a partir de suas experiências e natureza — o que é positivo. Mas, me pergunto se ainda não existe uma carga de menos valia dos aspectos não racionais da análise junguiana, no ambiente de formação de analistas.

A interface da Psicologia com a Arte — que sempre desvelou a alma humana ao longo de toda a história da humanidade — é inegável e continua presente nas complexas reflexões sobre o tema. No entanto: como a Psicologia Analítica conversa com a Arte? Me ocuparei desse questionamento mais adiante no quarto capítulo.

2

INDIVIDUAÇÃO E RECURSOS EXPRESSIVOS

O objetivo da análise junguiana não se restringe a uma intervenção pontual para tratar temas e sofrimentos específicos. Ela também se propõe ao acompanhamento no caminho da individuação.

A psique humana possui uma tendência inata reguladora que gera um processo gradual de crescimento e desenvolvimento psíquico: a individuação (assim denominado por Jung). Existe em todo individuo uma vontade vital inata para a realização completa, ou seja, para a formação de sua personalidade (JUNG, 2002). E a "meta" humana de tornar-se um ser único na medida de sua singularidade mais íntima, última e incomparável, também é designada pelo termo "tornar-se Si-mesmo" ou "realizar-se do Si-mesmo" (JUNG, 2015).

Nas linhas que se seguem será apresentado o conceito de *Self*, ou princípio do Si-mesmo — central para a Psicologia Analítica. E ainda, será abordada a interação do ego em relação ao *Self* para o entendimento do desenvolvimento psíquico — que não se dá de modo linear.

O desenvolvimento da personalidade de um indivíduo se dá aos poucos no decurso da vida. O germe da personalidade já existe na criança; porém, o adulto terá que percorrer seu caminho de desenvolvimento, com todos os infindáveis requisitos psíquicos, sociais e biológicos envolvidos. Aqui nos questiono: o que seria atingir a personalidade? Sobre a questão, Jung (2013f, § 289) aponta que seria o melhor desenvolvimento possível da totalidade de um indivíduo:

> Personalidade é a realização máxima da índole inata específica de um ser vivo em particular. Personalidade é a obra que se chega pela máxima coragem de viver, pela afirmação absoluta do ser individual,

e pela adaptação, a mais perfeita possível, a tudo que existe de universal, e tudo isto aliado à máxima liberdade de decisão própria.

Tais afirmações podem levar ao seguinte questionamento: todo esse ideal de realização não seria uma meta impossível? Para tanto, Jung (2013f) aponta a realização total do ser humano como algo inatingível; e os ideais servem não como metas específicas, mas, sim, como indicadores do caminho. O desenvolvimento da personalidade implica a escolha do "caminho próprio", que implicará em uma decisão moral e consciente. No entanto, a força para trilhar o próprio caminho vem de uma necessidade interna inconsciente, um impulso de natureza irracional. Tal necessidade faz com que este seja considerado "o melhor" entre todas as possibilidades.

Segundo Hollis (1999), na perspectiva junguiana da individuação, o objetivo da vida para o ser humano é servir ao mistério tornando-se um indivíduo. Retomando o conceito de alma explorado no capítulo anterior, o autor afirma que a alma é o processo em que se vivencia o movimento em direção ao significado. Portanto, a individuação trata "da realização da vida humana, da florescência do padrão básico subjacente a uma existência individual, da experiência de encontrar um sentido" (GUGGENBUHL-CRAIG, 2004, p. 124).

A Psicologia Analítica aponta que o "sentido da vida" está relacionado à lealdade a sua "própria lei" — uma verdade própria, que não surge do ego, mas que aponta para a necessidade de se trilhar um caminho interno nessa busca.

É importante ressaltar que no conceito junguiano de interioridade, ao "fazermos alma", os mundos externo e interno se equivalem em uma unidade de todas as coisas. A interioridade está "dentro" e "fora" de cada ser humano. Quando é entendido que o mundo concreto também pode ser detentor de uma linguagem metafórica, o indivíduo pode relacionar-se com ele, ampliando a si mesmo; ou seja, quando se permite que a imagem "fale", pode ocorrer uma ressonância no mundo e no ser humano, um movimento da libido (energia psíquica), que poderá transcender os aspectos limitados do ego.

A Psicologia Analítica lida com a inquietante realidade do inconsciente, com todas as suas forças, por vezes, contrárias às intenções conscientes. À medida que ocorre maior conscientização dos conteúdos inconscientes, o ego, enquanto centro da consciência, pode atender às demandas do *Self* — o centro organizador da psique —, que provoca constante amadurecimento da personalidade. Jung (1960 *apud* FRANZ, 1999) chamou de *Self* — ou Si-mesmo — a totalidade consciente-inconsciente do indivíduo, bem como essa personalidade interior eterna, com suas possibilidades infinitas.

O *Self* seria o princípio arquetípico do sentido e orientação (JUNG, 2006). Enquanto o ego relaciona-se às questões da moral social, o *Self* tem relação com os valores essenciais — eternos — da psique. Embora imensamente mais abrangente que o ego, o *Self* somente pode ser realizado na prática e na vida via ego.

Quero chamar a atenção para as formas e os trajetos relacionados ao processo de individuação. Como apontou Shamdasani (2005), Jung percebeu que o Si-mesmo seria a meta da individuação; mas tal processo inconsciente da individuação não é linear, pois consiste em uma circum-ambulação do Si-mesmo. O termo em questão é normalmente utilizado na prática devocional religiosa para o ato de mover-se em torno do objeto sagrado, ou seja, rotas circulares de desenvolvimento.

Jung chegou a este entendimento a partir de um sonho que começa com uma cena noturna de uma cidade com clima desagradável:

> Estou com vários jovens suíços em Liverpool junto ao porto. É uma noite escura e chuvosa com fumaça e nevoeiro. Subimos para a parte alta da cidade, que está num planalto. Chegamos a um jardim central junto a um pequeno lago redondo. No meio deste há uma ilha. Os homens falam de um suíço que mora aqui nesta cidade escura, suja e cheia de fuligem. Mas eu vejo que na ilha ergue-se uma magnólia coberta de flores vermelhas, iluminada por um eterno sol e penso: 'Agora eu sei por que este suíço mora aqui. Ele também sabe evidentemente'. Vejo o mapa da cidade. (SHAMDASANI, 2005, p. 217).

Aquele sonho ilustrou a difícil situação psíquica de Jung à época. O suíço era "seu eu" que podia, apesar das dificuldades, olhar para o milagre do Si-mesmo. Jung representou graficamente a planta da cidade, que trouxe uma vista aérea organizada, (vide Figura 2, a seguir). A partir desta, ele fez uma mandala (vide Figura 3, a seguir), que evoca o Si-mesmo em sua função organizadora.

Figura 2 – *Plano da Cidade* – Imagem do sonho de Jung

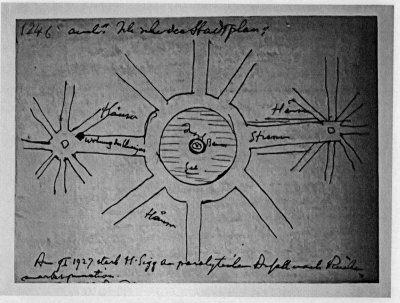

Nota: A partir da esquerda: residência do suíço; acima, casas; abaixo, casas, ilha, lago, árvore e ruas.
Fonte: Jung (2017, p. 124)

Figura 3 – Mandala confeccionada a partir do esboço do *Plano da Cidade* – Imagem do sonho de Jung

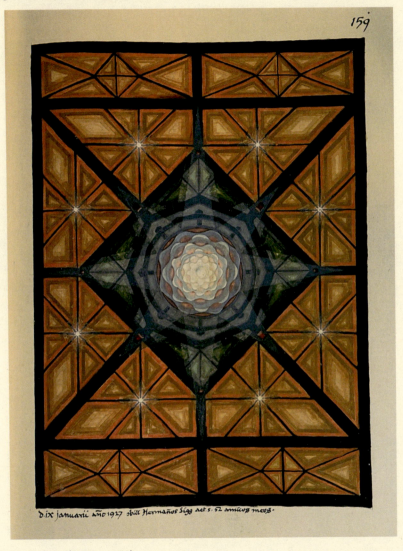

Fonte: Jung (2017, p. 159)

Jung (2017) reformulou a prática da Psicoterapia, que deixou de ser um tratamento unicamente psicopatológico para tornar-se uma prática que possibilita o estímulo ao processo de individuação — o que se deu após a Primeira Guerra Mundial.

A obra teórica de Jung sobre a Psicologia Analítica teve embasamento em seu auto experimento de confronto com o inconsciente. Em sua obra autobiográfica intitulada *Memórias, sonhos e reflexões*, Jung (2006) relatou que após o rompimento com Freud — o que implicou no abandono de sua estabelecida posição junto à Sociedade de Psicanálise — experimentou um difícil período de incertezas interiores. Ele desejava encontrar sua nova posição, mas o que experimentava era uma sensação de grande desorientação — estado que o levou a abandonar-se conscientemente ao impulso do inconsciente: "Ignoro tudo a tal ponto que simplesmente farei o que me ocorrer" (JUNG, 2006, p. 208).

A partir de uma lembrança da infância, em que Jung se entregara apaixonadamente às brincadeiras de construção com sucata, ele percebeu o resgate da vida criativa que sentia falta no momento. A partir desse contato com a criança interior, mesmo experimentando repulsa e julgamento conflituoso por tal decisão, ele abandonou-se inteiramente ao brincar. Passou, então, a conciliar sua vida diária e profissional com os momentos à beira do lago, onde colecionava pedras, construía cidades, casas e altares. Dessa forma, entregando-se à subjetividade criativa, Jung relatou que seus pensamentos se tornaram mais claros, apreendendo mais precisamente suas fantasias desencadeadas com esse processo.

Em um confronto carregado de emoção, Jung anotou as fantasias em questão advindas do inconsciente. Nesse momento, ele ainda percebia os mundos interior e exterior em um contraste inconciliável: "Na medida em que conseguia traduzir as emoções em imagens, isto é, ao encontrar as imagens que se ocultavam nas emoções, eu adquiria a paz interior" (JUNG, 2006, p. 212). Este foi o início do experimento de Jung "de descida" e confrontação com o inconsciente, encarado como uma experiência científica realizada consigo mesmo, que durou de 1913 a 1930.

Tal experimento deu origem à sua obra intitulada *O Livro Vermelho: Liber Novus* (2010), que pode ser considerado seu processo de individuação, sendo a base de seu processo criativo construtivo e que originou toda sua obra escrita. Como descreve Boechat (2014), aquela publicação, com sua linguagem pictórica, estética e ilustrativa, foi um modo original encontrado por Jung para expressar vivencias subjetivas difíceis, para não dizer impossíveis, de serem expressas por uma linguagem apenas lógica.

O *Livro Vermelho*: *Liber Novus* demonstrou o processo criativo e espontâneo do diálogo vivo com as imagens autônomas do inconsciente, representando um novo modo de comunicação com essas imagens internas. Tal processo envolveu uma conscientização gradual das potencialidades inconscientes. Posteriormente, foi sistematizado por Jung como a técnica da Imaginação Ativa. É importante ressaltar que *O Livro Vermelho* não foi escrito de uma só vez, mas em etapas. Na primeira parte — Os Livros Negros —, Jung reúne uma grande quantidade de imaginações espontâneas. Depois, no período de três anos — o que corresponde até meados de 1915 —, Jung se dedica (em escrita) às suas imaginações ativas a partir do primeiro material. Somente então, após a "digitação", reflexão e elaboração desse material que foi compartilhado com amigos próximos, se dá a edição do *Liber Novus* com elaboradas imagens pictóricas e caligrafia em iluminuras — o que representa uma expansão desse material; ou seja, Jung estabelece uma relação criativa com os conteúdos espontâneos, originais e inconscientes (BOECHAT, 2014).

A técnica da Imaginação Ativa somente foi delineada por Jung (2017), enquanto método terapêutico, em 1928. Utilizada nos processos de análise, a técnica em questão se estabelece em um reino imaginativo, em uma relação consciente com as imagens psíquicas do inconsciente.

Classicamente, a Imaginação Ativa compreende etapas distintas. Primeiro, as imagens psíquicas são evocadas para passarem de inconscientes para um estado manifesto. As imagens personificadas e arquetípicas aparecem como entidades autônomas. Para tanto, é preciso um rebaixamento da consciência, em que se faz uso de recursos, como deixar o ambiente à meia luz e técnicas de relaxamento. Na etapa seguinte, tem-se uma interação consciente junto às imagens do inconsciente. O ego estabelecerá uma relação, um diálogo verbal ou não, com tais imagens. É como um sonho acordado, pois se está consciente todo o tempo. Tal diálogo ou interação pode se dar por várias vias: somente na imaginação, de olhos fechados; de forma escrita; por dramatizações; por representações pictóricas, via desenhos, pinturas etc.

Ao buscarmos a interação com as imagens, elas costumam responder ou interagir com nosso eu consciente. Nessa conversação sugere-se trocas de opiniões, na tentativa de obtenção de uma posição intermediária com essas figuras interiores. Ocorre, portanto, uma troca ativa entre os sistemas de energia psíquica consciente e inconsciente. E em um nível imaginativo, se dá tal ponto de confluência, que não é estritamente consciente nem inconsciente, mas uma mistura de ambos, que é considerada uma experiência viva (JOHNSON, 1989).

Em resumo, a técnica da Imaginação Ativa é um momento de encontro e interação do ego com o inconsciente. O ego, "nosso eu," ao se abrir para a experiência com o inconsciente, pode conversar, discutir, argumentar, até brigar ou entrar em acordo com as figuras do inconsciente. "Nosso eu" tem emoções em tais encontros, participando ativamente do drama, se posicionando frente às figuras que encontra. Tem-se, portanto, uma confrontação ética com o conteúdo surgido.

Após a vivência, a interação com as figuras pode ser concretizada a partir de um registro. Nessa etapa, costumo pedir uma representação pictórica ou escrita da experiência para, em seguida, abrir um espaço verbal com o analisando, a fim de auxiliá-lo na elaboração sobre o conteúdo surgido na imaginação, relacionado ao processo de seu desenvolvimento.

Sobre a questão, Johnson (1989) aponta que os diálogos e as interações podem ser registrados sob os mais diversos modos, conforme for mais natural para o analisando (esculpindo, dançando, recitando em voz alta, por exemplo). Segundo esse autor, a experiência da Imaginação Ativa é capaz de unir partes fragmentadas no inconsciente do ser humano, apontando um caminho de unidade e totalidade.

Existem operações alquímicas que tratam diretamente do diálogo interior, sendo contempladas na técnica de Imaginação Ativa. A *meditatio* (meditação) e a *imaginatio* (imaginação) estabelecem uma conexão entre si. A *imaginatio* é uma evocação ativa de imagens interiores, que se diferencia da fantasia espontânea e aleatória, pois pressupõe uma aproximação consciente com as imagens. Tem relação com a força para criar imagens e a capacidade de representá-las. Aqui, as imagens são evocadas para serem trabalhadas. Já a *meditatio* corresponde não a uma simples reflexão, mas a um diálogo interior com o "outro em nós", o próprio inconsciente. Os processos imaginativos se relacionam com as imagens psíquicas e, quanto mais se medita sobre elas, mais tomam forma e estabelecem uma relação com a consciência. Logo, quando se está diante de uma imagem psíquica do analisando, dedicar-se ao referido estado meditativo é importante para o diálogo interno e movimento psíquico profundo (JUNG, 2012).

Em minha prática clínica, costumo ficar atenta e muito receptiva às imagens psíquicas, e busco construir com o analisando um leque de possibilidades para que tais imagens possam continuar a ser trabalhadas, ou seja, para que ganhem voz, expressão e tragam movimento da energia psíquica. Nesse sentido, os recursos expressivos são muito bem-vindos em prol do diálogo criativo interior, respeitando as escolhas pessoais e momentâneas em cada processo.

E lhes pergunto, caros leitores: por que deixar a imagem falar? Como vimos até agora, a imagem pode falar de diversas formas, não somente a partir de um sonho, mas também a partir de da Imaginação Ativa e dos recursos expressivos, por exemplo. Com essas técnicas, é possível objetivar os conteúdos psíquicos para melhor lidar com eles. Humaniza-se a relação com os conteúdos e as emoções, por vezes, difíceis de reconhecer e lidar. Logo, o caminho de encontro com eles é favorecido. Quando, por exemplo, uma angústia é personificada pelo inconsciente, começa a ter cara, nome, particularidades; e, com um espaço de expressão, é possível reconhecê-la e trazê-la para a vivência psíquica. A angústia, então, deixa de ser um conceito teórico, sendo possível nos relacionarmos mais fluidamente com ela.

Hillman (2013) dá importância à precisão de cada imagem, ou seja, para cada imagem, é possível buscar particularmente uma forma possível de interação. Assim, enquanto conseguimos estabelecer uma conversa com algumas imagens, outras podem sugerir contemplação ou causar grande mobilização emocional.

Ao entrarmos em contato com as imagens, lidamos tanto com a esfera pessoal e histórica do ser humano quanto com a esfera transpessoal. Sobre a questão, Jaffé (1983, p. 87) atenta que, psicologicamente, o inconsciente, quando penetra no consciente, "é experimentado sob a forma de conteúdos e figuras arquetípicos numinosos". E ao contatarmos com energias arquetípicas, participamos de algo que nos transcende, que vai além do pessoal; sentimos, então, a participação em algo divino, de ordem eterna. Portanto, é importante saber que, ao lidar com o campo das imagens, ingressamos na esfera do mistério e da sacralidade. Jaffé aponta tal espaço fronteiriço conhecido pelos poetas entre o temporal e o eterno, o terrestre e o divino, o natural e o onírico. A experiência com a imagem é viva e exigirá, por vezes, reverência, devido ao seu impacto e à sua grandiosidade.

Sabemos que a teoria da Psicologia Analítica nasceu da prática clínica e da vivência profunda do inconsciente do próprio Jung e seus analisandos. Jung (2017) incentivava o experimento de seus pacientes com suas torrentes de imagens, supervisionando-os. Portanto, para o trabalho de análise junguiana, é importante, a partir dessa experiência, considerarmos o quanto o processo no *setting* terapêutico é vivo e não se reduz às teorias, por mais norteadoras que estas sejam no processo analítico.

Existe um processo criativo presente, que traz a liberdade de criar junto ao analisando formas de trabalho psíquico. A teoria e a prática se relacionam efusivamente de forma criativa. Sobre a questão, Connolly (2017a, 2017b) enfatizou a relevância do tipo de relação entre a "teoria" e a "prática", pois um não existe sem o outro, bem como não podemos consentir que a teoria seja apresentada como um fato psíquico. No processo analítico, existe a necessidade de permitir que a teoria seja governada pela prática.

Sobre a teoria e o método, a experiência direta sempre foi privilegiada pelo próprio Jung, pois o fenomenológico é primordial e o analista deve deixar a psique governar. Aqui, faz-se fundamental nos atermos às imagens. A exemplo, Jung (2015, § 320) descreve: "Para compreender o sentido de um sonho, tenho que me ater tão fielmente quanto possível à imagem onírica".

Quando o sonhador relata sobre o objeto sonhado, para saber do que se trata, sem ideias pré-concebidas, Jung (2015) costumava pedir que este fosse descrito em todos os seus detalhes e que fosse dito tudo o que o analisando sabia a respeito deste — dos aspectos afetivos aos científicos. Aqui, Hillman (2013) reforça a proposta de Jung de ficar atento à imagem na medida que ele propõe, como base metodológica, a importância de "ficar com a imagem".

A natureza de cada analista influenciará em suas experiências e forma de trabalho. Quanto maior familiaridade tiver com as formas utilizadas, mais fluida será a interação com os conteúdos trazidos pelo analisando. Em meu trabalho individual no consultório, por exemplo, além dos sonhos e da Imaginação Ativa, gosto de trabalhar com recursos expressivos. Disponibilizo tanto para adultos como para crianças o *Sandplay* (ou terapia do Jogo de Areia, tratado pormenorizadamente no capítulo três que se segue), bem como tinta guache, tinta aquarela, pigmento natural, argila, lápis de cor, giz pastel, giz de cera, tecidos, sucata, papéis diversos, tesoura, cola quente etc. — uma pequena oficina de artes plásticas faz parte do *setting* terapêutico, pois cada material tem sua natureza e incita diálogos diferentes.

É interessante acompanhar como um processo analítico pode mudar a direção quando o *Self* encontra uma oportunidade para se expressar via recursos expressivos. Por exemplo, recordo que, certa vez, tive uma paciente que, com seus 30 anos de idade, era bastante ancorada em sua racionalidade e carreira executiva. Sua intelectualidade também atravessava fortemente seu processo analítico, ao passo que ela explicava suas relações familiares com uma voz impostada e sem expressar qualquer emoção. Um dia, ela chegou no consultório um pouco mais reflexiva por uma experiência significativa que ocorrera, e perguntei se naquele dia ela gostaria de fazer algo diferente. Ela, então, escolheu fazer o Jogo de areia. Ela me explicou que havia pensado em fazer sua trajetória de vida: uma mocinha simples e um caminho que a ligava a uma rainha, que representava, de certo modo, o posto que ocupava em seu papel profissional. Quando terminou a atividade, ela ficou muito surpresa, pois não tinha saído como planejado: "Não fui eu que fiz isso! O que aconteceu?" Na imagem construída, apareceu claramente uma trajetória contrária, "a rainha" estava fazendo o caminho de volta para encontrar a mocinha que representava seu feminino afetivo e romântico. Na sessão em questão, foi a primeira vez que ela fez uso de um recurso expressivo e, com sua inteligência peculiar, logo entendeu que lhe escapou um movimento inconsciente. Ela passou, então, a reverenciar com admiração e um pouco de medo os momentos que se dedicava às aberturas para o inconsciente no consultório via *Sandplay* e outros recursos expressivos.

No decorrer da análise, por vezes, a partir dos recursos expressivos, o inconsciente também atua como um *trickster*, surpreendendo nosso ego, e apresentando-se mesmo sem ser convidado.

A prática clínica, em um processo de análise junguiana, pode dispor de inumeráveis recursos expressivos para o aprofundamento do diálogo psíquico. Dependendo da construção entre o analista e o analisando, as técnicas podem ser as mais diversas, constituindo infinito universo criativo. É interessante que entre as formas expressivas, alguns recursos, como o *Sandplay* e o *Soulcollage*, adquiriram status de método, ou seja, a partir da experiência pessoal de seus criadores, com o tempo, validou-se um formato organizado, que pode ser replicado por outros profissionais com eficiência terapêutica.

Nesse sentido, acredito que muitos outros métodos ainda serão criados, pois, a criatividade não tem limites. Fazendo uso da expressão de Shamdasani (2015), tais métodos ou recursos expressivos únicos criados no *setting* analítico envolvem a elaboração lírica — o que me leva a pensar que além do entendimento do método de Imaginação Ativa, elaborado por Jung, enquanto analistas, quanto mais familiarizados estivermos com o mundo das Artes, mais recursos teremos para explorar junto ao analisando, de modo engajado, as imagens psíquicas, estando mais preparados para construir novos conhecimentos nessa área.

Existem inúmeros aspectos estéticos e artísticos já consagrados, ainda não explorados pelos analistas, que podem constituir uma fonte criativa para o trabalho analítico e aumentar a percepção do analista com novas formas de explorar o universo imagético.

É importante observar como os mesmos símbolos, dentro de um processo analítico, podem ser expressos de maneiras diversas, surgindo mais de uma vez, incitando novo movimento e diálogo interno. Por exemplo: certa vez, um jovem adulto que buscou a análise por apresentar sintomas de pânico, trouxe desenhos feitos em nanquim de majestosos urubus em diferentes posições: em voo, parados, de asas abertas, fechadas etc. Detivemo-nos calmamente sobre tais imagens, ao passo que o rapaz entrou em contato com as sensações de "peso" transmitidas pelos urubus. João (nome fictício) lembrou-se de um sonho, em que estava dentro de uma casa conversando com uma ativa produtora artística, que atentava para o canto do urubu no teto da casa onde estavam: "Um som de barro" — disse ele. Para aquele jovem, a produtora representava os planos e as realizações futuras; mas, naquele momento, a preocupação era com o canto do urubu sobre suas cabeças. Lembrei de uma ocarina — instrumento de sopro feito de barro pelos indígenas peruanos, que eu havia levado para o consultório. A ocarina tinha a forma de um condor — um imenso urubu considerado animal sagrado pelos povos andinos. Ofereci a ocarina à João para tocar. Ele achou o som do instrumento de barro muito semelhante ao do seu sonho. Sincronicamente, também vi no céu dois urubus pela janela do consultório. Abri as cortinas e sugeri que João acompanhasse o voo dos urubus. Após olhar sem pressa aquela cena, mais uma vez, o jovem associou o pleno voo dos urubus ao peso da morte. Ele, então, falou sobre a morte do pai que, apesar de ter sido há cinco anos, ainda se fazia presente, sugerindo um luto mal elaborado. Contou que o pai lhe dava grande estabilidade, nunca imaginando perdê-lo. João acabara de sair da adolescência quando o pai foi acometido por doença fatal. Ele refletiu que quando o pai morreu, se sentia um sucessor, e começou a querer controlar tudo, inclusive seus envolvimentos afetivos e, claro, sem o êxito esperado. Na sessão seguinte, João me relatou que nosso encontro anterior lhe havia ajudado a enterrar os mortos. Aqui vale destacar que a sessão relatada foi muito pouco intelectiva — e parece ter sido de forte impacto a João.

Até aqui, se tem a importância da linguagem metafórica na análise junguiana — o que pode também ser entendido como linguagem simbólica (utilizada pelo paciente João no exemplo clínico relatado anteriormente). O símbolo é uma forma complexa, que sempre funde as unidades de sentido, e que traz tanto um sentido objetivo, visível, quanto outro sentido mais profundo; ou seja, o símbolo aproxima opostos, consciente e inconsciente (JACOBI, 2016).

A psique se apresenta como um sistema de autorregulação (JUNG, 2014b). Ao lidar com a oposição dos contrários, consciente e inconsciente, ela buscará um equilíbrio em uma dinâmica compensatória, a partir da função de autorregulação que lhe é inerente. A utilização de recursos expressivos contribui para esse movimento de autorregulação da psique, favorecendo a individuação.

Inúmeros caminhos poderão ser tomados nesta relação com a imagem. O caminho que poderia significar "o fim da viagem" seria uma postura onipotente e intelectual do analista, se fizer uso de seu pensamento dirigido para definir exatamente o que as imagens significam. Tal ação as reduziriam, encerrando o diálogo com elas.

Aqui não se pode esquecer que lidamos com as imagens de forma metafórica, para não incorrer no seu reducionismo; ou seja, não apenas o intelecto, mas a intuição e a fantasia são primordiais no diálogo com o símbolo.

A sociedade atual valoriza o desenvolvimento da inteligência em detrimento de outros recursos da personalidade — o que leva, com frequência, muitos a uma discrepância: o intelecto altamente desenvolvido e um raso desenvolvimento da intuição e da fantasia.

Diante da grandeza da linguagem simbólica, sobre sua forma de trabalho, Jung (2013c) declarou conter-se diante das inúmeras associações advindas dos símbolos trazidos por seus analisandos, uma vez que o confronto com o símbolo não diz respeito apenas ao símbolo em si, mas traz o confronto com a totalidade do indivíduo. Aconselhava seus alunos a aprenderem tudo que pudessem sobre simbolismo, mas que esquecessem quando estivessem diante do sonho trazido pelo paciente, para que os tempos e as hesitações dele fossem respeitados, já que "um símbolo não dissimula, ele revela no tempo oportuno" (JUNG 2013c, § 483).

Ao lidarmos com a riqueza da imagem simbólica, a postura sutil do analista poderá interferir, contribuindo ou não para a transformação profunda do analisando. O modo como o analista se relaciona com as imagens que surgem no *setting* terapêutico tem muito impacto no aprendizado do analisando em relação às imagens. Aqui, acredito que seja um exercício constante para cada analista observar como lida com as imagens, cabendo os seguintes questionamentos: se as imagens me afetam, como transmito ao analisando a sensação? Transmito a emoção? Se apenas o pensamento domina a relação com a imagem e os fenômenos psíquicos, tem-se o risco de um ambiente "asséptico" em demasia e até hostil às imagens em sua inteireza. Como aponta Jung (2013g, § 73): "[...] toda expressão lógico-intelectual, por mais perfeita que seja, retira da impressão objetiva sua vitalidade e imediatidade".

Ao refletir sobre o trabalho com as imagens na Psicologia Analítica, mostra-se claro o quanto a imagem tem várias vozes, ou seja, é polissêmica, é polifônica, de significados inesgotáveis. Portanto, para lidar com a riqueza dessa linguagem, faz-se necessário uma sensibilidade artística, por assim dizer. A linguagem imagética e simbólica, conforme Jung (2013c), é plástica, e, como tal, se difere de expressões puramente racionais. Aqui as situações não são apresentadas de forma direta, mas se tem um rodeio em torno das metáforas — o que faz parte da linguagem das imagens.

Jung (2013d) aponta que lidar com o material psíquico requer grande tato, diante da difícil tarefa de valorar as imagens e perceber as oposições psíquicas presentes, e perceber como o analisando se relaciona com elas. É natural que o olhar racional não compreenda, de primeira, o que parece estar oculto, sendo necessário o desenvolvimento de um estado não racional que permita uma abordagem circular das imagens, com cuidado sensível, junto a todas as manifestações e necessidades do analisando, e com devidos espaço e tempo que propiciem o surgimento de novas conexões. Assim, a intuição e a sensação podem ser parte importante do processo. O silêncio receptivo e a tolerância da "não compreensão" em um estado não racional — fundamentais para o trabalho dessa natureza — somente são entendidos e desenvolvidos pelo profissional na prática clínica, longe dos livros, em que a relação terapêutica se faz presente; em que a relação com o *Self*, e não apenas com o ego, se manifesta no vaso terapêutico.

Avens (1993) observa que a forma de Jung lidar com a imagem se aproxima de formas orientais de fazê-lo. O princípio taoísta da ação pela não ação, por exemplo, traz uma dinâmica em que existe uma atenção alerta. Comparando-o a uma atitude clínica imagética, seria "deixar acontecer," sem uma interferência direta e ativa da consciência – um predicado bastante importante na prática com as imagens. Tal postura e arte a ser cultivada requerem confiança no processo, além de preparação e aprendizado.

Para Jung (2013f), o caminho se faz caminhando. O "sentido verdadeiro da existência" necessita, portanto, ser conquistado. Tem-se aí a maior necessidade e deficiência do homem contemporâneo, o qual vive à primazia da razão. O trabalho profundo de análise junguiana, a partir das imagens do inconsciente, não é passível de polarização, priorizando apenas o intelecto. O ser total será ativado em um processo de desenvolvimento profícuo rumo à individuação. Este será convidado para o diálogo, com sua racionalidade e irracionalidade, de forma criativa e sensível.

No entanto, no meu entender e vivência clínica com a Psicologia Analítica e o trabalho com as imagens, nunca me foi conflituosa a intervenção do intelecto, pois, a alma e o espírito dançam juntos nessa dinâmica; um necessita dar espaço ao outro, recuar, ou avançar em uma dança conjunta e harmoniosa. Escrever e me fazer entender nessa totalidade foi desafiador, mas me alegra e instiga a busca por palavras que traduzam tal experiência.

3

IMAGEM E O MÉTODO SANDPLAY, A PSIQUE E A MATÉRIA

Nas linhas que se seguem, a fim de ilustrar o conteúdo construído até aqui, trarei como exemplo o *Sandplay*, devidamente amplificado, evidenciando a riqueza do trabalho com a imagem. Tal método envolve um processo em diferentes dimensões, pois conjuga a experiência psicológica e sensória.

O *Sandplay*, ou terapia do Jogo de Areia, é um método terapêutico de caráter predominantemente não verbal, que consiste na livre criação de imagens e cenas tridimensionais fazendo uso de areia, água e miniaturas realistas disponibilizadas em variedade (vide Figuras 4 e 5, a seguir). Os cenários são criados livremente, dentro de uma caixa específica com areia, que constitui um espaço protegido com a relação terapêutica.

No *Sandplay*, como a areia pode ser utilizada seca ou molhada, sempre se disponibiliza uma caixa com areia seca e outra caixa com areia molhada. A partir desse método, a imagem corporificada ganha dinâmica e plasticidade. O processo se dá de modo não racional, atingindo um nível pré-verbal da psique e, portanto, muito profundo. A terapia do Jogo de Areia segue a premissa de Jung de que se as condições adequadas forem oferecidas, a psique pode seguir sua tendência natural em direção à auto-cura. Conforme explorado no segundo capítulo, a psique tende a um movimento autorregulador (WEINRIB, 1993).

Figura 4 – Caixa de areia seca e caixa de areia molhada

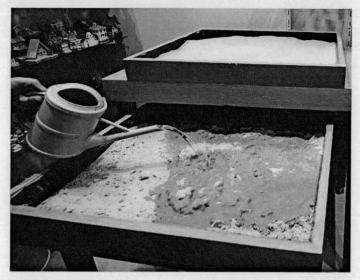

Fonte: elaborado pela autora

Figura 5 – Miniaturas diversas

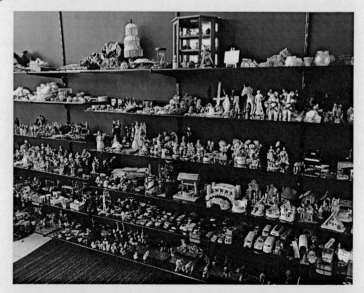

Fonte: elaborado pela autora

O *Sandplay* foi desenvolvido na Suíça pela analista junguiana Dora Kalff (1904-1990), a qual associou o método da caixa de areia de Margareth Lowenfeld a conceitos da Psicologia Analítica.

Kalff aponta o *Sandplay* como "uma experiência viva e seria presunçoso achar que é possível descrevê-la num nível conceitual" (WEINRIB, 1993, p. 15). Ao final do processo, pode ser dedicado um espaço ao entendimento e à integração conceitual da experiência, denominada, por Kalff, como uma parte integral do processo, uma vez que o efeito curativo e a união simbólica dos opostos se dá em um nível pré-verbal da consciência. O processo psíquico desencadeado promove uma interação entre a psique e a matéria.

Ammann (2002) também reforça como característica desse método a não exigência de capacidade intelectual ou de abstração do paciente. O trabalho mobiliza energias imaginativas e criativas com efeito curativo.

Vale destacar que se faz presente na terapia do *Sandplay* a técnica de Imaginação Ativa e a projeção inconsciente das imagens do mundo interno nas cenas construídas. Ocorre uma mediação entre o mundo interno e externo.

A terapia do *Sandplay* também foi influenciada por conceitos da filosofia Zen experenciadas por Kalff (2003). No entanto, não seguirei nesta direção — menos explorada na cultura ocidental.

Gostaria de direcionar a presente reflexão para a qualidade da presença e a conexão entre o analista, o paciente e a matéria — nesta terapia profunda ainda aberta a descobertas, e que teve muito impacto em meu trabalho clínico. Ao tratar da matéria, lançarei especificamente o olhar para a areia — matéria-prima trazida diretamente da natureza para o consultório.

Quando o terapeuta se propõe a trabalhar com o *Sandplay*, uma das etapas iniciais é a busca pela areia que será colocada na caixa. Assim: quais tipos de areia existem na minha cidade? De rio? De mar? É natural para os terapeutas do *Sandplay* observar as nuances de tonalidade, das texturas sentidas, a temperatura das areias que encontra ou imaginar as areias que encontrará um dia. Particularmente, por exemplo, conheço intimamente as areias salgadas da praia, mas anseio pelo dia que encontrarei as areias do deserto, ao passo que me questiono: quais sensações me trará? Como será o diálogo com essa areia? Como será o encontro dos analisandos com aquela areia?

A busca pela areia que será oferecida ao trabalho sugere uma exploração e um encontro direto com a natureza.

Certa vez, tive um sonho após passar alguns dias em meio a uma exuberante beleza natural, e pisar descalça na terra por dias seguidos:

> Era uma oca circular, o chão de terra batida e a luz formava uma penumbra agradável. Havia neste local uma mulher loura adulta em posição fetal suspensa no ar e contida por uma camada de terra que cobria sua pele, formando espécie de útero. Deste 'útero' saía um tubo fino e alongado, também feito da mesma terra. Este 'cordão umbilical' era conectado ao solo. Ela estava viva, segura, leve, em paz, numa espécie de sono profundo [...]. (Sonho da autora).

Tal imagem onírica me deixou reflexiva — uma adulta sendo gestada e nutrida pela terra. A terra pisada apareceu como uma mãe nutridora. Questionei-me: que tipo de sustentação é essa que a natureza nos dá? Pensei na areia utilizada como parte do recurso psicoterapêutico no método *Sandplay*. Ali, a areia é a base de sustentação para o trabalho e carrega consigo seus mistérios.

Ruth Ammann (2002), discípula de Dora Kalff e estudiosa do Jogo de Areia, acredita que, para esta prática, faz-se importante a utilização da areia da praia ou do deserto, pois são mais finas, representam o inconsciente e podem ser modeladas com facilidade, além de possuírem sal — considerado o tempero da vida. Quando o paciente monta o cenário, toca e explora a areia, em vez de fazer uso apenas das miniaturas, o trabalho é claramente mais intenso, mais instintivo, mais regressivo e ligado ao inconsciente. Enquanto o paciente faz contato das mãos com a areia, ele está em contato com suas emoções e sensações, e a areia as recebe em segurança.

Ammann (2002, p. 1) assim ressalta a importância do contato manual com a areia:

> O manuseio da areia provoca sensações que vão fundo no inconsciente. Esse contato traz reações físicas e a sensação nas mãos traz à tona memórias de uma vida intra-uterina. Podemos recordar registros sensoriais que tínhamos antes mesmo de nascer. O jogo de areia propicia uma interação entre corpo e psique incapaz de acontecer numa análise apenas verbal.

Observo a areia presente no *Sandplay* como símbolo de uma mãe boa, que nutre e cuida. Existe, independentemente da experiência pessoal com o materno, uma imagem primordial da mãe: o arquétipo materno. A teoria junguiana entende que o ser humano, como todos de sua espécie, possui uma psique pré-formada em forma de imagens primordiais (arquétipos), ou seja, possuímos possibilidades inconscientes que influenciam o modo de pensar, agir e sentir do ser humano. A partir das experiências conscientes, tal material pode adquirir uma representação: as imagens arquetípicas.

Como todo arquétipo, o materno possui um lado positivo e um nefasto, no caso, a dicotomia da mãe amorosa e da mãe terrível. Jung (2014a, § 158) aponta como atributos essenciais desse arquétipo materno: "[...] a mágica autoridade do feminino; a sabedoria e a elevação espiritual além da razão; o bondoso; o que cuida; o que sustenta, o que proporciona as condições de crescimento, fertilidade e alimento; o lugar da transformação mágica, o instinto e o impulso favoráveis"; e, por outro lado, "o secreto, o oculto, o obscuro, o abissal, o mundo dos mortos, o devorador, o sedutor e venenoso, o apavorante e fatal".

Tal arquétipo aparece em símbolos diversos, tais como: terra, céu, mar, árvore, floresta, água, fonte e animais úteis (coelho e vaca, por exemplo). Dessa forma, a psique infantil não é influenciada apenas pela mãe pessoal, mas pelo arquétipo projetado nela. Portanto, efeitos traumáticos podem advir não apenas das atitudes da mãe pessoal, mas das projeções sobre ela.

A terapia do *Sandplay* se mostra eficaz em muitos casos de traumas pré-verbais, em que existem feridas na relação primal, ou seja, no lugar onde a consciência ainda não se fazia presente. Ammann (2002) denomina processo curativo a vivência psicoterapêutica que atinge as camadas profundas, como as da primeira infância, não acessíveis ao consciente.

> A energia psíquica retorna ao núcleo saudável da alma. Essas imagens e forças da totalidade imperturbada são revitalizadas e passam a atuar novamente através do Jogo de Areia, levando à formação de uma base sadia, sobre a qual a reconstrução da personalidade é possível. (AMMANN, 2002, p. 25).

Macfarland (1993), em seu trabalho psicoterapêutico com crianças abusadas e gravemente traumatizadas, faz uso, no processo, do contato da criança diretamente com a natureza. Ela oferece o contato com a terra, as águas, as pedras, as árvores, os animais etc., que ajudam a restaurar a psique. A natureza serve de vaso continente e de guia no processo.

Essa autora assim explica a psicologia do trauma: quando este se dá em tenra idade, os relacionamentos afetivos posteriores podem ser vivenciados como ameaça. Na relação com o psicoterapeuta, não é diferente, ou seja, quanto mais próxima, mais ameaçadora pode se tornar para a psique ferida. Por este motivo a participação da mãe natureza é bem-vinda, podendo tornar menos ameaçadora a relação. A caixa de areia tem também esta função quando o confronto direto com o analista é ameaçador. E ainda, vale observar o aspecto projetivo da caixa de areia, pois existe uma representação do próprio analisando, de seu mundo interno. Por vezes, o contato afetivo com o analista é também projetado e vivenciado na caixa de areia, de modo mais seguro.

Outro aspecto consequente do trauma é o despertar do polo oposto do arquétipo. Quando alguém é ferido, tem acesso não apenas ao sombrio, mas pode ter contato com a presença do numinoso. Sobre a questão, Macfarland (1993) trata da relação concreta e simbólica com a natureza, pois esta contém forças arquetípicas. Em seu trabalho, ela auxilia a criança nesta exploração da mãe natureza, ou seja, a ouvir a voz do divino — o que ajuda a restaurar a psique ferida e trazer uma nova condição de vida. Tanto no trabalho realizado com crianças traumatizadas como no *Sandplay*, o arquétipo materno e o arquétipo do *Self* são vivenciados em contato com a natureza-mãe. Aqui, o analista, o analisando e a natureza poderão conectar-se em um encontro profícuo e profundo.

Para explicar o dinamismo entre os instintos, os arquétipos, a consciência e a inconsciência, Jung (2013b) fez uso do espectro de cores-luz, comparando-o ao espectro psíquico. Nessa escala cromática, em função das diferenças de ondas eletromagnéticas, os níveis infravermelhos e ultravioletas não são visíveis ao olho humano. Na comparação trazida por Jung, os instintos pertenceriam à polaridade inferior, infravermelha, e os arquétipos, à polaridade superior ultravioleta. Ambos não seriam capazes de atingir a consciência, mas estariam sempre influenciando o ser humano. À medida que se aproximam da consciência, dão origem às imagens, que podem ser assim percebidas. Instinto e arquétipo são modalidades com qualidades impessoais e universais, enquanto o campo dito "inferior" tem relação com as bases fisiológicas do corpo e o campo dito "superior" tem relação com a base psicológica. E na interseção entre ambos temos o campo psicóide.

É importante destacar que a natureza da imagem é psicóide e pode, portanto, ser experimentada das duas formas ao mesmo tempo, tocando tanto o infravermelho quanto o ultravioleta, sendo física e psíquica.

O *Sandplay* também transita entre as duas polaridades e, por trazer uma experiência bastante sensória, favorece o trabalho não verbal, no nível infravermelho do arquétipo. Sobre a questão, Jung (2013b, § 180) aponta que o trabalho com as mãos pode expressar de maneira mais rica, profunda e não racional, o que a dimensão apenas verbal não conseguiria: "Muitas vezes as mãos sabem resolver enigmas que o intelecto em vão lutou por compreender".

Neumann (1995), ao descrever a etapa inicial do desenvolvimento da consciência, aponta a sensação de sentimento oceânico presente nesta fase: não existe a polarização entre mãe e bebê, sujeito e objeto, sujeito e mundo, ego e *Self*. O desenvolvimento da consciência se dá gradualmente até a forma de consciência polarizada do adulto. A *participation mystique* — presente neste estágio inicial do desenvolvimento da criança — é um conceito que traz aspectos bastante relevantes para o aprofundamento da discussão das relações entre a psique e a matéria; corpo, mente e espírito, tanto do terapeuta quanto do paciente.

Particularmente, a experiência de atender com o *Sandplay* me trouxe uma percepção diferente do processo analítico no momento do encontro. Primeiramente, porque o paciente e o terapeuta saem do contato frente a frente, existindo um elemento de intermediação. É oferecido um mergulho no símbolo, vivenciado também com o corpo, ou seja, os pés tocam o chão, as mãos tocam a areia e o ventre se posiciona frente a areia.

Enquanto analista, costumo me questionar: que tipo de acolhimento ofereço para este mergulho em águas tão profundas? (uma vez que tal conexão não se trata de uma percepção apenas consciente). A permissão de um silêncio mais prolongado me ajudou a respeitar muitas das manifestações não verbais do processo. Mas: que manifestações são essas? Enquanto analista, como me relaciono com os objetos utilizados na caixa de areia? Como me conecto com a areia tocada pelo paciente? Como me misturo a essa areia e sou parte de seu processo de transformação?

Participation mystique foi um dos conceitos adotados por Jung, da obra do filósofo e sociólogo francês Lucien Lévy-Bruhl (1857-1939), sobre a mentalidade dos povos ancestrais[2] — obra de grande influência para Jung, seu contemporâneo.

---

[2] Jung (2013b, § 218), ao abordar experiências psíquicas dos povos não europeus, assinala que fez uso do termo "primitivo" no sentido de "original", sem a intenção de emitir qualquer juízo de valor. Shamdasani (2005), importante historiador da Psicologia, discute a crítica de antropólogos contemporâneos em relação a alguns aspectos da visão de Jung do "homem primitivo". Entre os aspectos de discordância está a suposição de Jung da integração dos processos mentais e a sua falta de diferenciação.

Lévy-Bruhl (2008, p. 437) assim apontou a mentalidade dos povos originários como essencialmente mística: "Esse caráter fundamental impregna toda sua forma de pensar, de sentir e agir". Tal conceito indica a relação psíquica não consciente entre os objetos, entre as pessoas ou entre as pessoas e os objetos, em que o sujeito não consegue se distinguir claramente do objeto (PIERI, 2002).

Segundo Shamdasani (2005), Lévy-Bruhl afirmou que a consciência derivava da condição de participação mística, ao passo que a individualização seria uma característica do processo de desenvolvimento da civilização. E ainda, segundo esse autor, Jung afirmou que a criança, assim como os povos originários, vivem este estado com seus pais antes de um desenvolvimento individual de consciência. Nessa perspectiva, o processo de conscientização estaria ligado ao desenvolvimento da humanidade. Jung contrastou o pensamento fantasioso pertencente a esses povos e às crianças ao pensamento lógico identificado como uma aquisição do homem moderno "civilizado" — este último, considerado voluntário e ativo, com características verbais, lógicas, em diálogo com a realidade, em disparidade com o pensamento considerado automático, espontâneo, associativo, imagético e expresso por símbolos e intuições.

Jung teve grande interesse no contato e estudo dos povos originários não europeus, acarretando diversas reflexões para sua obra e para o entendimento da forma do europeu dito civilizado lidar com o seu inconsciente de modo mais afastado do que povos originários não europeus, os quais demonstravam uma naturalidade

---

Na crítica antropológica, o homem "primitivo" não poderia ser apontado como ilógico e não existiria uma diferença de funcionamento mental em relação aos "civilizados". Shamdasani (2005) realizou um importante levantamento histórico do pensamento de Lévy-Bruhl, o qual, ao final de sua carreira, fez correções sobre sua interpretação de "como os nativos pensam", afirmando que a mentalidade desses povos não se difere da mentalidade dos povos civilizados quanto à lógica, estrutura e manifestação das atividades. "Não são, portanto, exclusivamente místicas mas "mistas" se aproximando mais de uma ou outra forma a depender da experiência" (BRUHL, 2008 *apud* SHAMDASANI, 2005, p. 316). Tal avaliação contradiz a afirmação anterior de Shamdasani (2005), de que os primitivos tem uma percepção completamente diferente dos civilizados, abrindo uma interface entre as mentalidades. As mudanças na teoria antropológica não invalidariam, para Jung, as suposições antropológicas de suas teorias psicológicas, pois, ele havia tido por base a validade psicológica de suas ideias, não existindo uma relação de dependência entre a Psicologia e Antropologia. Como relata Shamdasani (2005), tais discordâncias trouxeram uma resposta da comunidade antropológica moderna em relação ao trabalho de Jung.

no acesso às imagens do inconsciente. Conforme relata Shamdasani (2005), Jung realizou expedições para um contato direto com os ditos "primitivos", visando o estudo de uma etnopsicologia comparada. Tal busca visava não apenas o conhecimento sobre outras culturas, mas poder enxergar a própria cultura de fora — no caso dos europeus brancos e colonizadores.

Seus relatos sobre a psicologia primitiva, quando esteve no norte da África, em 1920, refletem sobre o que teria sido perdido na transição para a modernidade. Ao relatar a psicologia de tais povos — denominando estágio anterior do desenvolvimento da consciência —, Jung observou que

> [...] os europeus careciam da intensidade de vida que caracterizava aquele povo [...] Jung assemelhava essa espécie de vida a um paraíso na infância que, tal qual a criança, graças a sua ingenuidade e inconsciência, esboça uma imagem mais completa do Si-mesmo. (SHAMDASANI, 2005, p. 340).

Jung colocou em contraste o homem civilizado contemporâneo, o qual tem a mentalidade identificada com a consciência; portanto, a função pensamento isolada das demais; enquanto, para os povos originários, os conceitos emergem da totalidade.

De fato, questionar o modo do homem primordial vivenciar a psique, tal qual explorou Jung, ajuda a compreender aspectos vivenciais com o *Sandplay*. Por exemplo: as trocas energéticas estabelecidas, bastante observadas pelo analista, que são pouco descritas, talvez pela dificuldade em contextualizar tais aspectos energéticos na Psicoterapia e pela dificuldade em explicar tais fenômenos nesse contexto, os quais poderiam ser chamados de participação mística com a areia e as miniaturas.

Particularmente, ao iniciar minha coleção de miniaturas, disponibilizando-as para o processo, percebi uma forte ligação com ela, quase devocional, pois eu precisava cuidar delas, limpá-las, consertá-las, observá-las, conversar com cada uma antes de disponibilizá-las na estante. O consultório passou a ter uma atmosfera mais sagrada. Precisava ficar claro para mim qual a relação estabelecida com cada miniatura, pois esta poderia interferir na resposta do paciente à mesma. Por exemplo: se eu tinha medo de quebrar uma miniatura, isso poderia inibir o contato do outro com ela; ou seja, a percepção não racional se fazia presente. Percebi, nessa experiência, que a areia e os objetos também conversavam com os pacientes e nos comunicávamos a partir destes também.

Weinrib (1993) destaca a utilização da areia em rituais de cura pelos indígenas americanos Navajos como um paralelo cultural ao *Sandplay*. Ali, cenários com diversas figuras simbólicas de areia são preparados por curandeiros no chão com limites protetores. "Diz-se que o paciente absorve o bem da areia enquanto que a areia absorve o mal que ele contiver [...]" (WERINRIB, 1993, p. 20).

Jung (2013a), quando discorre sobre o conceito de libido entre vários povos ligados à terra, trata da relação dinâmica, energética, entre o ser humano e os objetos. Tal força que circula entre os objetos rituais, animais, plantas e pessoas produz a relação fecunda e criadora entre o visível e o invisível. Ele discorre sobre o conceito dessa energia com a ressalva de que, para aqueles povos, não se trata de um conceito, mas da percepção do fenômeno psíquico, da relação e da sensação dessas ligações.

Nessa perspectiva, Jung (2014a, § 69) assim aponta uma consciência relacionada não ao pensamento, mas à percepção: "O pensamento era objeto da percepção interior, não era pensado, mas sentido como fenômeno, por assim dizer visto ou ouvido". O homem primordial assimila a experiência externa e sensorial aos acontecimentos anímicos. Dessa maneira, os fenômenos da natureza tais como o sol, as fases da lua, o inverno e o verão são mitologizados. Essa forma de relacionar-se com o mundo psíquico contrasta com a consolidação da consciência do homem civilizado, o que trouxe uma super utilização do pensamento e, consequentemente, a necessidade de estar sempre interpretando os fenômenos. "As interpretações só são necessárias aos que não entendem [...] O homem despertou num mundo que não compreendeu; por isso quer interpretá-lo" (JUNG, 2014a, § 65).

No *Sandplay*, a cura psicológica se dá em níveis arcaicos da consciência, em que prevalecem os processos inconscientes. Ali não prevalece a vontade do ego, mas as percepções e as compreensões não verbais, além da criação e da contemplação, que se fazem presentes. Portanto, "a terapia na caixa de areia dá condições para que um período incubatório tipo uterino, torne possível a reparação da imagem materna danificada" (WEINRIB, 1993, p. 19); ou seja, a imagem arquetípica materna ferida pode ser reconstruída mesmo que a experiência da imagem tenha sido negativa, uma vez que

> [...] nas profundezas do inconsciente está a imagem da mãe arquetípica, com seu aspecto nutriente e protetor juntamente com o correspondente anseio da criança de ser amada e cuidada (HARDING, 1961 *apud* WEINRIB, 1993, p. 42).

A terapia do *Sandplay*, com seus limites físicos e psicológicos protegidos, pode tornar possível uma regressão criativa e o desenvolvimento da personalidade. Particularmente, no atendimento psicoterapêutico de crianças e adultos, pude estar com diversas pessoas que traziam o sofrimento psíquico nascido em momentos inicias de seu desenvolvimento.

Marcou-me, por exemplo, o caso de uma criança de oito anos de idade, filha de uma mãe adolescente, a qual, pelo uso de entorpecentes, entre outros aspectos emocionais, não pôde maternar adequadamente sua filha nos primeiros anos de vida. A criança não era capaz de falar sobre os acontecimentos invasivos contínuos em sua vida familiar, além de não apresentar expressão facial que expressasse qualquer emoção. Além de apresentar diversos sintomas que contribuíam para uma difícil socialização.

As imagens inconscientes se expressavam fantasmagoricamente, ou seja, os personagens internos lhe apareciam visíveis, corporificados, atemorizando-a. Com meu silêncio amoroso e continente, pude acolhê-la verdadeiramente e, por iniciativa própria, ela realizou, por aproximadamente um ano, até o momento da alta, uma profunda jornada de cura com a terapia do *Sandplay*. Pudemos construir um espaço psicológico e emocional protegido para além de gestos ou palavras; pudemos respeitar a comunicação não verbal tão profunda que se estabeleceu entre nós durante o processo; pudemos ouvir as sincronicidades[3] que ocorreram nas sessões; e, pude, junto à caixa de areia, personificar um útero e acolher o sofrimento traumático tão precoce em que nenhuma palavra seria suficiente.

Outra menina, de cinco anos de idade, a qual veio para a Psicoterapia por sentir ansiedade e não conseguir brincar e explorar livremente os ambientes, a princípio, não se aproximou da caixa de areia, pois achava a areia suja — igual a do parque de sua escola. No processo, passou a explorar a caixa de areia com alegria e vivacidade, onde, um dia, me propôs decidida: "Vamos entrar na caixa de areia?". E após explorar a possibilidade e perceber que não seria possível, se contentou em deitarmos o rosto em um grande travesseiro feito de areia. O que essa criança pediu, literalmente, ocorre no nível sutil, quando eu, ela e a caixa de areia nos uníamos. Aqui, segundo Werinrib (1993, p. 39):

> O essencial é a habilidade do terapeuta para assimilar o sentimento e a atmosfera do processo e dos cenários. Num clima emocional o terapeuta entra na caixa de areia com o paciente e participa empaticamente do ato de criação [...].

---

[3] Sincronicidade é o termo que representa na Psicologia Analítica as coincidências ligadas significativamente entre si, nas quais existe uma conexão acausal entre um fenômeno subjetivo e um ou mais acontecimentos objetivos exteriores. Por ser acausal, nem o tempo nem o espaço influenciam na sincronicidade. Nos eventos sincronísticos não há uma separação entre eventos físicos e psíquicos, não há esta limitação de pensamento a qual estamos habituados numa cultura racionalista, em que somente causas físicas podem ter efeitos físicos e somente causas psicológicas geram efeitos psicológicos. (JUNG, 2014b).
Jung (2014b) relata um caso considerado clássico para descrever um evento sincronístico no consultório. Ele tinha uma paciente com um conceito de realidade extremamente cartesiano e ele já era o terceiro psicoterapeuta sentindo-se incapaz de atenuar essa polaridade. Ao relatar para Jung um sonho no qual ela recebia um escaravelho de ouro (símbolo de renascimento) de presente, Jung escutou um ruído batendo na janela atrás de si. Ele a abriu e pegou no ar um besouro dourado e percebendo a sincronicidade o entregou a sua paciente. Esse fato intervindo na realidade da paciente teve para ela grande impacto a ponto de romper forte couraça e deixar aparecer um ser mais natural. Ou seja, houve uma renovação psíquica fundamental para a transformação de sua personalidade, acompanhada de uma mudança essencial em sua atitude e no seu processo analítico.

Com base em minha reflexão inicial: que qualidades tem a areia para que tenha sido escolhida para esse processo profundo? No *Sandplay*, a areia pode ser utilizada seca ou molhada, adquirindo diferentes características. A areia seca é mais fluida, escorrega pelos dedos e, por vezes, é tocada suavemente, sendo capaz de acariciar e ser acariciada, ou sendo manipulada de forma meditativa, devagar e continuamente. A areia também pode ser apertada com raiva, suportando tal gesto sem se desintegrar. Sobre a questão, Ammann (2002) identifica o toque da areia como um toque afetivo materno, que recorda os carinhos da infância, trazendo alegria, ou mesmo provocando a tristeza, quando traz à consciência a ausência e necessidade de carícias.

Já a caixa de areia molhada tem na areia e na água dois elementos naturais em interação. A areia pode estar apenas levemente molhada, e à medida que o paciente acrescenta água, ela se torna mais densa, escura, "terrosa" e moldável. De fato, o paciente escolhe, de modo não racional, qual areia mexer, que dará expressão, sustentação e será parte de seu processo naquele momento. Algumas pessoas não tocam a areia, fazendo uso apenas das miniaturas — o que pode denotar uma relação menos inconsciente naquele momento. Na prática clínica, a interação com a areia observada deixa claro o nível de envolvimento com ela, pelo tempo e pela forma que acontece.

Portanto, no *Sandplay*, o trabalho com a imagem pode ser corporificado em uma dimensão bastante sensorial, fazendo uso de elementos da natureza. Bachelard (2006), em sua filosofia poética, trata da imaginação material dos quatro elementos essenciais da natureza. Ao abordar a matéria terrestre, ele faz também seu

> [...] devaneio intermediário entre a água e a terra.
> [...] Pode-se captar uma espécie de cooperação de dois elementos imaginários, cooperação cheia de incidentes, contrariedades, conforme a água abranda a terra ou a terra confere à água sua consistência. (BACHELARD, 2008, p. 61).

O casamento desses elementos também pode dar lugar à luta entre eles. "Pode ser contra a terra um desafio da potência dissolvente, da água dominadora — ou então contra a água um desafio da potência absorvente, da terra que seca" (BACHELARD, 2006, p. 61).

Bachelard (2006, p. 65) ainda aponta que, instintivamente, reconhece-se com o toque a massa ideal que estaria entre o mole demais e o duro demais, ou seja, agregaria o equilíbrio entre resistência e maleabilidade "essa massa primordial, essa massa perfeita que resiste e cede ao mesmo tempo".

A areia também pode ficar encharcada, não permitindo mais ser moldada. A busca do equilíbrio é visível na areia no processo do *Sandplay*. Por vezes, as caixas de areia inundadas de água representam dissoluções necessárias de aspectos psíquicos enrijecidos. Em outras situações, faz-se importante iniciar um processo de secagem das caixas repetidamente inundadas de sentimentos transbordantes; ou seja, para cada processo, a conjunção desses elementos tem um sentido diferente. Portanto, a areia, em junção com a água, oferece possibilidades variadas para as experiências psíquicas diversas, de acordo com o fluxo de energia psíquica e o desenvolvimento da personalidade. Aqui, não apenas a riqueza de possibilidades da areia é oferecida ao paciente, mas a riqueza ou escassez do analista é também oferecida junto à caixa de areia.

Em suma, as possibilidades anteriormente descritas reforçam que o processo de contato com a imagem não é apenas visual, uma vez que imaginar é algo amplo e pode até tornar-se uma forma de viver a vida.

Pela definição geológica, a areia é um material de origem mineral, composta por partículas de rochas finamente divididas em grânulos, formando-se na superfície terrestre. A areia está na superfície da Terra, cobrindo a terra, aparecendo na natureza como uma grande pele, sensível ao toque.

Hillman (2010), em sua reflexão sobre a necessidade de um renascimento da Psicologia, propõe uma reelaboração na forma do ser humano urbano se relacionar com o mundo, partindo-se do princípio que a psique inclui o mundo e, por conseguinte, a realidade psíquica não é separada da realidade exterior. Tal visão traz para a Psicologia uma proposta de ampliação da esfera da realidade psíquica, de modo que o mundo está nela incluso.

Aquele autor ainda destaca que a visão do mundo precisa ser subjetiva, já que há alma em todas as coisas. A visão de um mundo com alma, presente em diversas culturas primordiais, é trazida em uma reflexão da necessidade do renascimento da Psicologia, para que inclua tal dimensão.

Assim, para o desenvolvimento da relação da alma com o mundo, Hillman (1993, p. 15) discorre sobre a apresentação sensorial revelada por todas as coisas:

> Como formas expressivas, as coisas falam: mostram as configurações que assumem. Elas se anunciam, atestam sua presença [...] essa exigência imaginativa de atenção indica um mundo almado. Mais — nosso reconhecimento imaginativo, o ato infantil de imaginar o mundo anima o mundo e o devolve à alma.

Portanto, o mundo se revela nos detalhes, conversa o tempo todo, convida a ser olhado, tocado, cheirado, ouvido; convida à interação. Sobre a questão, Hillman (1993) aponta que cada objeto, natural ou construído, tem sua interioridade, sua profundidade psíquica.

A fim de estabelecer uma relação almada com o mundo, esse autor aponta a necessidade do despertar de uma resposta estética para o mundo. Nesse sentido, como trazer, na Psicoterapia, essa percepção? Como estimular, educar os olhos, os ouvidos, o nariz ou as mãos para tal experiência estética? Aqui, Hillman (1993) chama a atenção para a sensibilização aos detalhes, a fim de incentivar a reação estética.

A qualidade das coisas, o valor e a virtude, são capazes de evocar estados subjetivos para além dos sentimentos. Nesse viés, por vezes, percebo que este encontro do paciente com a matéria, com a areia, com a água, necessita ser aprendido, para poder tocar, estar com esses elementos de modo não mecânico, em conexão almada.

As palavras do analista vem apenas iluminar tais experiências, nunca de modo interpretativo.

Portanto, a areia do método *Sandplay*, bem como os elementos diretamente na natureza, podem ser participantes ativos no processo psicoterapêutico. É preciso considerar não apenas a psique do paciente e do analista, mas dos outros elementos participantes. A areia almada, com suas características, conduz um encontro terapêutico em camadas psíquicas pré-verbais da consciência, possibilitando uma nova ligação às forças inconscientes e à reconstrução da personalidade.

O sonho apontado no início do presente capítulo traz a imagem de alguém dormindo dentro do próprio sonho — o que remete à profundidade do inconsciente. No processo analítico, no qual se transita entre o consciente e o inconsciente, em que as almas se encontram, acredito que muito há de se explorar em como habitar essas águas e essas terras.

> É o mundo da água, onde todo vivente flutua em suspenso, onde começa o reino do simpático da alma de todo ser vivo, onde sou inseparavelmente isso e aquilo, onde vivencio o outro em mim, e o outro que não sou, me vivencia (JUNG, 2014a, § 45).

4

SUBJETIVIDADE CRIATIVA, ARTE E ESTÉTICA NA PSICOLOGIA ANALÍTICA

A aproximação entre a arte e o trabalho clínico da Psicologia Analítica sempre me despertou o interesse, não apenas pela minha trajetória nas Artes Visuais, mas também por perceber a rica troca entre tais saberes para o trabalho analítico no consultório.

Alguns ensaios teóricos foram desenvolvidos por analistas contemporâneos explorando a interface entre essas áreas, além de inúmeros cursos de pós-graduação em Arteterapia, com viés teórico da Psicologia Analítica.

O historiador Sonu Shamdasani, ao contextualizar o momento cultural em que efervesceu o auto experimento de Jung com o inconsciente que deu origem a *O Livro Vermelho: Liber Novus* (2017), aponta que no início do século 20, nas Artes Visuais, na Literatura e na Psicologia, havia uma grande exploração para se mostrar a experiência interior de sonhos, fantasias e visões. Havia um diálogo curioso entre os escritores, os artistas visuais e os psicólogos — que colaboravam entre si em pesquisas que se aproximavam; ou seja,

> [...] os psicólogos buscaram vencer os limites de uma psicologia filosófica, explorando o mesmo terreno que artistas e escritores. Demarcações claras entre Literatura, Arte e Psicologia ainda não haviam sido estabelecidas, pois escritores e artistas emprestavam ideias de psicólogos e vice-versa (JUNG, 2017, p. 194).

Naquele período histórico, a Arte Moderna europeia rompe com as tradições artísticas anteriores, surgindo inúmeros e incansáveis movimentos experimentais, que trouxeram diferentes estilos, novos modelos de combinações de padrões e formas. O que antes era convencionado nas Artes Visuais (beleza ideal, harmonia e fidelidade à natureza, por exemplo), dá lugar ao valor na expressividade mais intensa e simplicidade linear na técnica. Diversos artistas colocaram de lado seu virtuosismo acadêmico e a capacidade de pintar "*madonnas* perfeitas" para explorarem novas formas de pintar, modelar e esculpir, chegando a extremos da simplificação e do abstracionismo. Os novos elementos trazidos para a criação artística vinham imbuídos de uma ruptura com os hábitos mentais anteriores; os artistas passaram a transitar para além da consciência, ao passo que a espontaneidade conquistava um lugar valoroso (GOMBRICH, 2012).

Nas Artes Visuais do século 19, a estética neoclássica que imperava na Europa antes da explosão do Modernismo era extremamente pragmática e decorativa. Seu realismo perfeito e racional mostrava-se desprovido de espiritualidade ou significados para além do ornamento. Antonio Canova, um dos grandes representantes, ficou conhecido por suas esculturas realistas (vide Figura 6), inspiradas na Grécia Antiga, mas que representava um ser humano sem subjetividade. Essa Europa pragmática levou os artistas a buscarem novos horizontes, emergindo um grande interesse pela expressividade e pelo modo de viver dos povos originários, bem como pelas religiões que não o Catolicismo. Coletivamente, era apontada uma falência de valores com a busca por novas direções. Nesse contexto, surge a chamada Arte Moderna, bem como a Psicologia Profunda.

Figura 6 – Escultura talhada em mármore da princesa retratada em tamanho real: Pauline Bonaparte como Venus Vitoriosa, 1804-1808, de Antônio Canova (1757-1822)

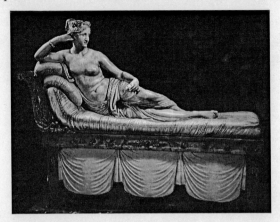

Fonte: Kisner (2019, p. 859)

Figura 7 – Pintura de Pablo Picasso: *Les demoiselles d'Avignon* (1907)

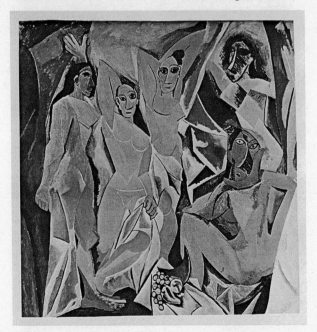

Fonte: Penrose (1991, p. 61)

Quando despontou a Arte Moderna na Europa, Jung (2019, p. 22) não acolheu bem a nova arte em seus aspectos visuais e estéticos, pois nutria um gosto artístico tradicional; necessitava do "belo e elevado". Mas como ele afirmava, quando se pronunciava em relação às artes, era enquanto psiquiatra e psicólogo, e falava sob esse ponto de vista apenas da Psicologia na arte se referindo às representações pictóricas dos processos mentais.

No entanto, em 1932, quando ocorreu uma grande exposição de Pablo Picasso no Museu de Zurich, foi publicado um ensaio de Jung sobre aquele artista, que socialmente se encontrava em plena ebulição inovadora. Tal ensaio teve péssima repercussão entre os historiadores, os artistas e a população interessada na nova arte (WOJKOWSKI, 2015). Jung se sentiu bastante incompreendido e, em carta de 1960, ao historiador da arte Hebert Read, escreveu um relato em sua defesa, expressando que apenas fez uma hipotética analogia do trabalho fragmentado de Picasso com o processo esquizofrênico (JUNG, 2003). No entanto, em suas palavras, tem-se clara a firmeza de relatos negativos e preconceituosos em relação a Arte Moderna.

Jung declarou que considerava a Arte Moderna mórbida, maligna — uma expressão sintomática dos artistas; comparou a Arte Moderna a uma expressividade patológica e cindida; acusava os artistas de não serem conscientes da descida ao inconsciente, de um subjetivismo caótico, escuro, sem uma representação da totalidade psíquica.

Em carta ao historiador da arte Hebert Read, Jung declarou:

> Eles ainda não aprenderam a distinguir entre sua vontade e manifestação objetiva da psique. Ainda não aprenderam a ser objetivos com sua própria psique, isto é, a distinguir entre o que alguém faz e o que acontece a alguém (JUNG, 2003, Carta de 2/9/1960, p. 286).

Apesar de Jung elogiar o espírito profético da Arte Moderna, ele acreditava que somente a Psicologia Profunda fornecia reflexões para a totalidade; julgava que os artistas modernos não criavam símbolos unificadores e que não tinham consciência das formas arquetípicas que expressavam. E embora estivesse em uma exploração comum com eles, Jung não os enxergava como companheiros exploradores do inconsciente e não considerou uma possível colaboração entre a Arte e a Psicologia, pois colocava a Psicologia em um patamar superior, apesar de reconhecer que ambas lidavam com as imagens do inconsciente (WOJTKOWSKI, 2015).

Wojtkowski (2015) fez um ensaio sobre as possíveis justificativas para as intensas reações negativas de Jung em relação à Arte Moderna que despontava na época.

Frente às declarações preconceituosas ou não, a relação de Jung com a Arte Moderna era carregada de emoção e contradições. Wojtkowski (2015, p. 5), em seu aprofundamento no assunto, concluiu que Jung era tomado por seu "complexo de arte". Internamente, Jung ouvia um chamado pelo estético, reconhecia o *daimon*[4] artístico embrionário, mas resistia ao chamado, pois, para ele, significaria a morte de seu projeto com a Psicologia. Por conseguinte, Jung enfrentou seu *daimon* em batalhas internas, rejeitou o valor artístico de sua obra, mas não sem sofrimento e luta com seu artista interno sacrificado. E mesmo considerando a arte importante como proteção psíquica para quem praticava, inclusive, para seus pacientes, valorava apenas o processo expressivo, e não o produto. Apesar de reconhecer o poder curativo da expressão artística, em relação à Arte Moderna, não reconhecia esse poder para o público dessa arte.

Jung fez uma opção estrita pela carreira científica e, como ficou demonstrado, existiu nele uma ambivalência sobre a publicação de

---

[4] *Daimon* é um impulso inconsciente e autônomo que aponta um caminho diverso dos demais para a sua realização da personalidade. Essa inspiração súbita é reconhecida em diversos campos artísticos e do saber. Hillman (1997, p. 16) aborda o senso de vocação, "o mistério essencial no cerne de cada vida humana" ligado ao conceito do *daimon*, também chamado destino, anjo, gênio, imagem essencial. Estas específicas personificações são responsáveis pelo "chamado" para um destino individual. Esse sentido da vocação pessoal pode dar razão de ser a rotina diária de cada pessoa.
Na Antiguidade grega, a justificativa de tais escolhas era feita pela possessão por um deus ou demônio (*daimon*). A lenda dizia que a pessoa poderia ter seu *daimon* pessoal, capaz de aconselhar ao qual era atribuída a responsabilidade de soprar estranhos e novos caminhos divergentes do esperado pela sociedade (JUNG, 2013c).

O Livro Vermelho, que somente se deu em 2009, após sua morte e a consolidação de sua obra científica.

Jung fazia parte dos mesmos círculos sociais de vanguarda dos artistas plásticos modernos. Havia uma aproximação e interesse no convívio entre os artistas e os analistas da Escola de Zurique. Jung tinha acesso pessoal a artistas expressionistas, e tal como o analista Fanz Riklin, da Escola de Zurique, se fosse de seu interesse, poderia ter exposto seu trabalho artístico junto a importantes expressionistas suíços da época (SAHAMDASANI, 2018). Mas, da parte de Jung, nunca quis expor ou assumir seu trabalho visual enquanto arte e, até sua morte, em 1961, nunca as publicou com seu próprio nome (HOERMI, 2019).

Apesar das interseções comuns entre a experimentação artística e a experimentação psicológica no contexto social europeu da época, Jung trazia em sua postura uma clara distinção entre arte e ciência. O exemplo de seu colega psiquiatra Franz Riklin, que se posicionou enquanto artista (foi aluno do grande artista Giacometti) e, aos poucos, acabou por abandonar a profissão de analista pela de pintor, para ele, foi algo negativo e um caminho a ser evitado (SHAMDASANI, 2018). De fato, existiu um posicionamento bastante enfático contrário e controverso de Jung em relação à Arte Moderna.

Nas reflexões de Jung (2017 p. 204), "[...] a arte e a ciência não eram mais que os servos do espírito criativo, que é o que deve ser servido[5]". Houve um grande embate interior sobre tal questão. Em suas fantasias, escritas na obra intitulada *Os Livros Negros: 1913-1932: cadernos de transformação*, Jung (2021) ouviu uma voz feminina que, posteriormente, identificou como sua *anima*, a qual pensava que o inconsciente era arte; mas Jung defendia que era a natureza, e ele se contrapõe à *anima*.

> Disse a mim mesmo, 'O que é isso que estou fazendo, certamente não é ciência, o que é?' Então uma voz me disse 'Isso é arte.' Isso me causou a impressão mais estranha possível, porque não era de forma alguma minha impressão de que o que eu estava escrevendo fosse arte [...] Bem disse então enfaticamente a essa voz que o que eu estava fazendo não era arte, e senti uma grande resistência crescer em mim. Nenhuma

---

[5] Cadernos escritos de Schlegel (1921)

> voz se fazia perceber, contudo, e continuei a escrever. De novo eu a apanhei e disse: 'Não não é', e senti como se uma discussão fosse iniciar (JUNG, 2021, p. 44).

Jung (2013) afirmava que na contravertida relação entre a Psicologia Analítica e a Arte, interessava apenas os aspectos da Arte que poderiam ser submetidos à pesquisa psicológica, sem invadir sua natureza e essência — o que se tratava de limitar-se ao processo psicológico da criação artística, desconsiderando seus aspectos formais e estilísticos.

Para Jung, a estética não fazia parte do escopo da abordagem psicológica da arte, pois tecer comentários sobre o valor estético era desvalorizar a natureza presente na criatividade artística. Definindo-se como um cientista, o foco era a psique e o processo, não o produto (WOJKOWSKI, 2015).

Houve, portanto, uma desqualificação da configuração estética em sua produção de exploração das imagens de fantasia. Jung desqualificou qualquer valor estético do seu processo criativo com o inconsciente.

Em relato autobiográfico, Jung (2006, p. 224) descreveu:

> No Livro vermelho tentei o ensaio ineficaz de uma elaboração estética de minhas fantasias, mas não o terminei. Tomei consciência de que não me expressara numa linguagem adequada e de que ainda devia traduzi-la. Assim pois renunciei a tempo à estética e me concentrei seriamente na compreensão indispensável.

Aqui, arrisco-me a inferir que, por Jung ser mais intuitivo e, consequentemente, ter a sensação como função inferior, ele pode ter valorado mais o processo e as elaborações em detrimento da dimensão estética.

No entanto, é importante retomar o seguinte questionamento: Jung fazia arte? Sim. Tal fato não pode mais ser negado. A qualidade de seu trabalho evidencia sua alma de artista, a qual foi por ele renegada. *O Livro Vermelho* esteve na bienal de artes de Veneza, Itália, em 2013, evidenciando seu reconhecimento público como artista, além de fundador da Psicologia Moderna.

Aqui vale destacar a edição e publicação, em 2019, da obra intitulada *A Arte de C. G. Jung*, dedicada à sua obra visual. Jung alcançou amplo reconhecimento internacional com suas palestras e obra literária sem que fosse explicitada a importância vital das Artes Visuais para a construção de sua obra científica (HOERMI, 2019). No entanto, Jung-artista não mais representa uma ameaça à sua obra, muito pelo contrário. Jung não só era um artista visual como este trabalho criativo teve um papel vivo e fundamental para toda sua obra. Trago esse histórico para refletirmos o impacto dessas questões aos presentes e futuros analistas junguianos. Assim, a investigação da interface entre a Arte e a Psicologia mostra-se um campo bastante fértil, ainda pouco explorado, podendo ser extremamente profícuo para a continuidade do desenvolvimento da Psicologia Analítica.

A estética, na relação com as imagens espontâneas do inconsciente, por exemplo, é um aspecto pouco comentado na perspectiva da Psicologia Analítica. Nesse ínterim, vale questionar: enquanto analistas, faz-se importante considerar o valor estético para expressividade criativa e artística na Psicologia? O trabalho clínico tem incontáveis nuances artísticas e estéticas.

Em sua origem grega, o termo "estética" está ligado ao substantivo *aísthesis*, ao adjetivo *aisthetiké* e ao verbo *aisthánomai*, designando a ação genérica de sentir, ligada à sensação, ou seja, à percepção pelos sentidos (BASTOS, 1981). Sobre a questão, Hillman (1993, p. 17) explora o conceito de *aisthesis* como uma reação estética à imagem, na perspectiva de uma Psicologia grega antiga, que significa "conduzir o mundo para dentro". Aqui, o coração era tanto o órgão da sensação quanto o lugar da imaginação.

Assim, não tenho a intenção de me estender nos conceitos de estética desenvolvidos na Filosofia ao longo da história, desde a Antiguidade aos tempos atuais. Mas acho importante citar Connolly (2017a, 2017b), analista junguiana, que ao examinar a Estética Cognitiva — disciplina fruto de reavaliações da estética na Filosofia —, trata da estética como experiência sensual e intuitiva, como um modo de pensar, que pode desempenhar um importante papel na produção de novos conhecimentos.

De fato, é possível atribuir importância à estética no processo de transformação da energia psíquica. A solução estética pode ser parte do processo psíquico de imaginação e transformação. Vale recordar um aspecto que surpreendia e chamava a atenção em muitas das imagens plásticas produzidas pelos pacientes esquizofrênicos de Nise da Silveira: a sua alta qualidade estética. Por exemplo, cito uma solução estética apresentada em alguns desenhos e pinturas desses pacientes, denominada, nas Artes Visuais, Geometria Sensível, que traz a "junção de dois elementos, à primeira vista, conflitantes — geometria, a qual supõe cálculo, frieza, determinação, rigor, exercício de razão; e sensível, que sugere imprevisibilidade, animação, alternância, indeterminação, prática intuitiva" (PONTUAL, 1978 *apud* SILVEIRA, 2015, p. 33). Ocorre aqui a compensação entre os opostos. Logo, a elaboração estética pode apontar uma solução simbólica (vide Figura 8, a seguir).

Figura 8 – Pintura de Carlos, um dos pacientes de Nise da Silveira

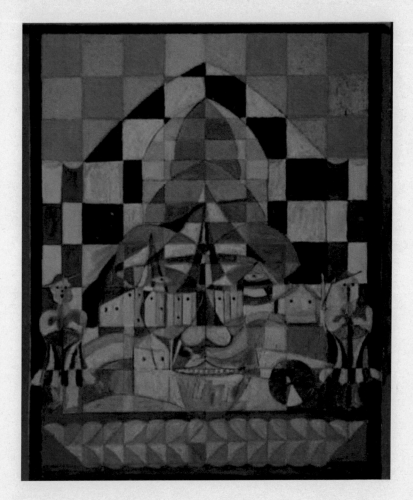

Fonte: Silveira (2015, p. 31)

5

IMAGEM FIGURATIVA OU ABSTRATA? DISSOCIAÇÃO OU COMUNHÃO COM O UNIVERSO?

Certa vez, tive um sonho que me provocou algumas das presentes reflexões. Segue um recorte ilustrativo dessas imagens oníricas:

Estou olhando para um totem que traz todos os representantes importantes para a Psicologia ao longo da história humana. Na parte baixa do totem eram representações figurativas, ou seja, figuras reconhecíveis na natureza, no caso, pessoas representadas bem próximas ao real. Quanto mais alto no totem, mais antigos eram e mais abstratas ficavam as representações, até aparecerem apenas como traços geométricos. Na base tinham-se filósofos e pensadores mais contemporâneos, e lá no alto, os ancestrais, de uma época não industrializada em que o homem vivia mais próximo à natureza, não havendo Psicologia, mas sim, curandeiros tribais. Ao lado do totem também tinha uma escultura do 'analista mais atual', e ele próprio admirava sua representação.

Acordada do sonho, percebi que o homem atual que observava era Jung.

Diante do exposto, atento que as mais antigas representações da Psicologia no sonho são abstratas e, tanto o totem, quanto essas imagens agrupadas em apenas linhas e traços, remetem à cultura dos povos originários.

Quando das representações artísticas dos povos ditos "primitivos", desde a pré-história aos sobreviventes povos originários atuais, existe, em grande parte, a vinculação com ideias análogas ao poder produzido por essas imagens; ou seja, existe uma função psíquica profunda na intenção das imagens produzidas. Tais imagens trazem em sua forma, desenho e função suas práticas e cosmovisão religiosa. Suas pinturas, esculturas e objetos carregam grande valor estético associado ao valor simbólico, orientados por práticas religiosas milenares. Atualmente, grande parte desses objetos — encontrados nos museus — faziam parte de seus rituais que intencionavam o contato espiritual e a manipulação de forças cósmicas (GOMBRICH, 2012).

Gombrich (2012), ao tratar da arte primitiva, traz como um dos exemplos de totem uma representação ornamental elaborada pelos povos originários norte-americanos (vide Figura 9, a seguir), a qual combina a observação primorosa das formas naturais com uma simplificação da forma real observada. Ali se mostra claro que o motivo de ser uma representação simplificada não era por falta de conhecimento ou habilidade para representar a forma o mais próximo possível do real, mas as escolhas vinham da impressão capaz de causar os símbolos mágicos.

Figura 9 – Modelo de casa de um chefe Haída – indígena da costa noroeste estadunidense do século 19

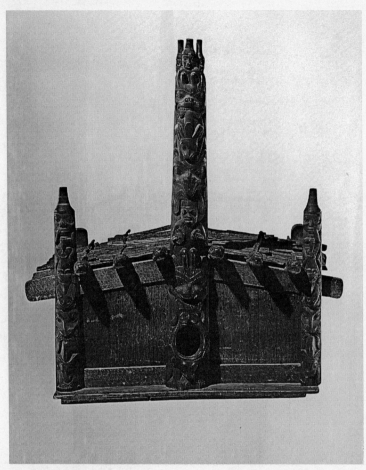

Fonte: Gombrich (2012, p. 48)

Ainda para ilustrar a arte dos povos originários, dentre o amplo universo que abrange a arte ameríndia desde a pré-história aos tempos atuais, escolhi exemplificar com obras dos povos pré-colombianos, as quais me causaram forte impacto quando estive em museus no Equador. Elas vinham acompanhadas de informações com base tanto na tradição oral dos povos indígenas, quanto em documentos históricos e estudos antropológicos.

A impactante arte pré-colombiana é bastante abrangente, pois caracteriza a produção de diversos povos durante mais de cinco mil anos antes da chegada dos colonizadores europeus nas Américas, em uma grande extensão geográfica.

Trarei como exemplo a arte de dois povos indígenas pré-colombianos equatorianos que utilizaram um alto grau de abstração.

O povo Valdívia (4000-1500 a.C.) confeccionava em pedra representantes dos espíritos ancestrais de cura. A pedra detinha poder cósmico. Estes seres, por vezes, com características humanas ou de animais, eram construídos, de forma vertical, como condutores de força vital entre o mundo terreno e as dimensões espirituais.

Nas Figuras 10 e 11, a seguir, estão duas impressionantes peças do povo Valdívia. Na Figura 10, podemos notar a semelhança com o corpo humano; no entanto, assexuado — a cabeça, os olhos, as fossas nasais e a boca representam os portais de seu poder cósmico. Já na Figura 11, temos, em formas geométricas, um ancestral que representa o cosmos, com quatro faces, cada qual voltada para um ponto cardeal (STOTHERT, 2010).

Figura 10 – Monolito em pedra – povo Valdívia (4000-1500 a. C.)

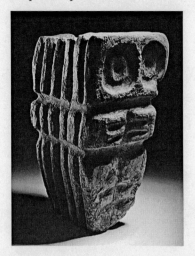

Fonte: Stothert (2010, p. 26)

Figura 11 – Monolito em pedra povo Valdívia (4000-1500 a. C.)

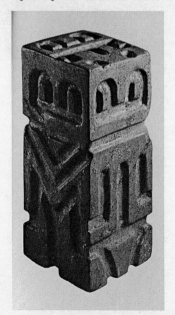

Fonte: Stothert (2010, p. 29)

Na forma de entendimento do universo, esses povos lidavam simultaneamente com três níveis de existência, a saber: o mundo intermediário — dos humanos e dos seres vivos; o mundo superior — dos espíritos e dos deuses; e, o mundo inferior — que acolhia os mortos, os ancestrais, bem como os espíritos ligados à morte e à fertilidade.

Na caixa cerimonial do povo Guangala (200 a.C.- 800 d.C.), exposta na Figura 12, a seguir, temos uma composição de desenhos abstratos, que evocam o entendimento sobre a origem do universo: a espiral simboliza o intermitente fluxo de energia vital. Aquele povo ameríndio entende que o mundo primordial, já existente antes da vida humana na Terra, contém um fluxo de forças espirituais e vitais tanto harmônicas quanto caóticas, com as quais todas as criaturas vivas ou inanimadas, dotadas de alma e poder espiritual, se correlacionam (STOTHERT, 2010).

Figura 12 – Caixa cerimonial do povo Guangala (200 a. C - 800 d. C.)

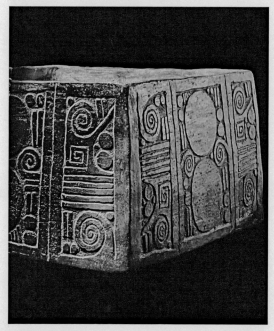

Fonte: Stothert (2010, p. 35)

Aqui quero destacar o alto grau de abstração que pode atingir suas representações sagradas, ou seja, a escolha de quais as partes são representadas, como apenas os olhos, ou um bico ou uma asa, pautadas na representação simbólica, mágica e viva que estabelecem com o totem via rituais e cerimônias. Podemos notar a estilização geométrica utilizada no primeiro exemplo, além das formas em espiral, círculos e linhas, do segundo exemplo. A abstração das formas surgiu em um movimento psíquico simbólico para questões muito complexas da existência humana. Tais constatações são importantes, uma vez que no consultório nos deparamos com expressões simbólicas diversas, tanto figurativas, muito bem personificadas, quanto abstratas ou simplificadas. Assim: que olhar devemos lançar para tais expressões? De que modo o fazer artístico, o desenvolvimento e história da arte podem auxiliar o olhar do analista?

Em sua experiência no hospital psiquiátrico e por meio de pesquisa nas décadas de 1940 e 1950, com a expressão de diversos pacientes psicóticos, a partir da pintura, da escultura e de desenhos espontâneos, Nise da Silveira (2015) observou que mesmo quando a personalidade estava cindida e desagregada, a pulsão criativa e imaginativa para configurar imagens continuava a existir.

Essa pesquisadora desenvolveu um trabalho realmente inovador para a saúde mental, com *insights* apaixonados — numa relação bastante sensível com seus pacientes, fazendo uso de recursos expressivos. Em sua jornada, estabeleceu contato com o próprio Jung, primeiramente por cartas e, depois, pessoalmente, bebendo na teoria da Psicologia Analítica e nas Artes Visuais. A literatura psiquiátrica da época, em relação à produção plástica dos pacientes esquizofrênicos, relatava apenas que o processo de embotamento afetivo e o distanciamento da realidade fazia predominar a ausência de figuras humanas e orgânicas, dando lugar às formas abstratas, geométricas e estilizadas. Tais afirmações categóricas e simplistas foram logo consideradas insuficientes por Nise da Silveira (2015) para a viva experiência observada em seus pacientes.

Embora Nise da Silveira (2015) não costumasse se pronunciar quanto ao notório valor artístico da obra de seus pacientes, atendo-se ao processo simbólico e científico, encontrou em relatos de artistas plásticos e historiadores da arte dados importantes que puderam auxiliar em suas observações clínicas. Tal fato confirma a importância da interseção de diferentes áreas, mais especificamente, a Arte, para a Psicologia Analítica. O contato com o saber das Artes Visuais ajudou a embasar o trabalho revolucionário da pesquisadora para a Psiquiatria no Brasil e no mundo. A abstração na expressão de seus pacientes não foi lida como embotamento afetivo; muito pelo contrário, a possibilidade lúdica e livre da linguagem abstrata foi utilizada por muitos pacientes para expressar o impulso e o movimento de forças inconscientes vivenciadas com fortes emoções, por vezes, indizíveis de outra maneira. Ela encontrou em Wassily Kandinsky (1866-1944), artista russo considerado precursor da Arte Moderna abstrata, inspiração para acompanhar a profundidade da experiência que viviam seus pacientes, no ateliê de pintura da Terapia Ocupacional. Segundo Argan (1992), o período da pintura de Kandinsky considerado mais livre e criativo foi o *Improvisation* (Improvisação), termo adotado por Nise. Aquele artista se libertou dos códigos figurativos da arte clássica e fez da infinita combinação de formas e cores abstratas um reflexo de impulsos interiores cheios de significado, embora, não racionais. Para ele, as formas artísticas eram estímulos psíquicos capazes de colocar a alma humana em movimento e vibração.

Kandinsky (1996) aponta que a arte e a alma se compenetram e se aperfeiçoam mutuamente numa relação que ocorre naturalmente, pois se encontram em sua linguagem. Essa colocação é muito interessante "se aperfeiçoam" ou seja, uma impacta a outra, à medida que me expresso artisticamente e esteticamente, ocorre um movimento na alma, um movimento na energia psíquica. E este movimento profundo é capaz de adquirir uma forma artística.

Kandinsky (1996, p. 135), inspirado pela linguagem musical, criou três grandes categorias para sua obra de pintura e desenho; conforme pautado em uma construção mais consciente ou inconsciente. A primeira, mais consciente, chamou de Impressões pois correspondem a uma impressão direta do mundo externo, da "natureza exterior". A segunda categoria, adotada por Nise, chamou de Improvisações e correspondem a impressões da "natureza interior" formadas subitamente, em grande parte de maneira inconsciente. E por fim, chamou de Composições as expressões que apesar de também terem a predominância não racional e prevalecer o caráter intuitivo, são elaboradas lentamente a partir dos primeiros esboços. Ou seja, nesse processo de Composição, a consciência e a intenção lúcida se faz presente num exame cuidadoso de elaboração.

No trabalho clínico da Psicologia Analítica com recursos expressivos, esses conceitos de Kandinsky podem ser facilmente observados. Especialmente as Composições, pois de uma expressão inconsciente vinda de forma espontânea, pode surgir nova consciência a partir do diálogo com o material inconsciente incentivado e mediado pelo analista.

Os exemplos são infindos bem como a forma de cada analista abordar e acompanhar o processo expressivo do analisando, como já foi levantado no segundo capítulo. Acho importante frisar ainda que no diálogo com as imagens do inconsciente é possível incentivar o paciente na observação dos atributos daquela imagem como o tamanho, a forma, a localização/centralidade dos objetos, a direção dos movimentos, os objetos omitidos, ou repetidos, as transparências, as sensações e emoções evocadas etc., todos esses aspectos são capazes de provocar no paciente novas associações. Esse processo pode desdobrar-se não apenas por palavras, mas por novos processos expressivos, capazes de trazerem maior consciência e um novo movimento da energia psíquica[6].

---

[6] Na Psicologia Analítica, do ponto de vista energético, o fenômeno psíquico é considerado como um sistema relativamente fechado, ou seja, com uma energia finita que não aumenta nem diminui; no entanto, as relações de movimento que ocorrem nesse sistema são bastante dinâmicas mobilizando diferentes configurações de conteúdos psíquicos. Quando deslocada, do inconsciente para o consciente, por exemplo, a energia psíquica pode manifestar-se em um novo desejo, um novo interesse, ou um maior rendimento intelectual, novos afetos etc. Este conceito de energia é também designado como energia de vida, ou libido. (JUNG, 2013a).

Figura 13 – Pintura sobre tela de Vassily Kandinsky – *Improvisação n.º 26* (1912)

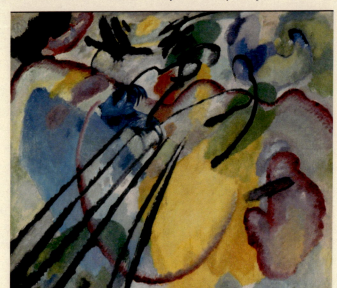

Fonte: Argan (1992, p. 319)

Voltando a Kandinsky, o movimento artístico O Cavaleiro Azul, do qual fazia parte, tinha uma orientação dita espiritualista, conforme declarou:

> [...] o espiritual é o não racional; o não racional é a totalidade da existência, na qual a realidade psíquica não se diferencia da realidade física. O signo não preexiste como uma letra no alfabeto; é algo que nasce do impulso profundo do artista portanto, é inseparável do gesto que o traça. (ARGAN, 1992, p. 318).

Conceitos bastante familiares para um analista junguiano atual, não é mesmo? Ou seja, para além da combinação de formas, tem-se uma comunicação intersubjetiva. Nessa concepção, o foco está na "transmissão de forças" enquanto ação em uma operação estética. Tais ideais foram ao encontro dos gestos observados por Nise da Silveira (2015) em seus pacientes durante a execução da pintura.

Kandinsky desmancha o figurativo em uma proposta de rompimento com a literalização, propondo o abstrato espiritual — o que levou, naquele momento, ao desaparecimento da representação do objeto. À medida que ele apresenta uma espiritualização da arte, pode parecer que se distancia "do infravermelho" em favor "do ultravioleta", mas o que ele propõe é um movimento que tende a uma síntese integradora. Este espiritual não está distante da vida, pois abarca as possibilidades de reintegração com o instintivo e a natureza. O homem, em sua história civilizatória, se desprendeu da natureza e de sua natureza, ao passo que o espiritual trazido por Kandinsky está relacionado a uma proposta de reintegração com elas. Nesse sentido, a proposta da abstração desse artista retira a literalidade das coisas e volta a ressacralizar o mundo — o que estaria sintonizado com as ideias de Hillman (1993, 2010, 2018), de tornar o mundo almado.

O movimento do corpo, a gestualidade, bem como o tempo gasto na execução, são aspectos importantes a serem observados na expressividade. Apontam, por vezes, a quantidade e a qualidade da energia psíquica empregada na vivência.

Particularmente, na prática clínica, durante a expressão com recursos artísticos e expressivos, fico bastante atenta aos movimentos que, muitas vezes, acompanham emoções. Costumo observar: são movimentos vagarosos? Rápidos? Explosivos? Retraídos? Se modificam ao longo da execução? Por vezes, percebo a necessidade de expansão — o que sugere a disponibilização de uma superfície mais ampla para a pintura, por exemplo; ou, o contrário: às vezes, um papel menor pode ser mais confortável e continente para determinado momento expressivo-vivencial. Não existem regras, pois depende do processo de cada paciente. No entanto, observo, com frequência, que conteúdos ainda pouco conscientes ou nada conscientes podem irromper da sombra com gestos vigorosos e abstratos, em cores escuras e densas. A seguir, trarei exemplos expressivos de pacientes que acompanhei individualmente, sem a intenção de discussão ou aprofundamento do caso, contextualizando minimamente a história clínica, para que possam servir de exemplos de expressão abstrata no contexto analítico.

A pintura evidenciada na Figura 14, a seguir, foi feita por Beatriz (nome fictício), uma criança de seis anos de idade, que carregava uma forte história de abandono materno. Era a terceira filha de um casamento declarado falido, em que os pais estavam em processo de separação quando ela nasceu. Os dois irmãos mais velhos tinham fragilidades de saúde — o que exigiu da mãe bastante comprometimento para tratá-los adequadamente, envolvendo viagens e busca por profissionais especializados. A mãe de Beatriz enfrentava uma depressão desde o seu nascimento; se mostrava esgotada física e emocionalmente. Trabalhava oito horas por dia para dar conta das despesas da casa, não contava com a ajuda do ex-marido e se sentia frustrada por não conseguir se dedicar a interesses compatíveis com a mulher solteira que era. Ela reconhecia que não havia desenvolvido uma relação afetiva com a filha e não dava a atenção e o acolhimento necessários, muito menos proporcionava algum tipo de lazer, além das atividades básicas. Já Beatriz solicitava constantemente a mãe — o que não tinha o efeito desejado. A criança foi encaminhada à Psicoterapia a partir da solicitação da escola. Ela tinha comportamentos sociais agressivos, em que parecia "sair de si" e não ouvir ninguém em seus momentos de fúria.

Figura 14 – Pintura em tinta guache sobre papel, de Beatriz – seis anos de idade

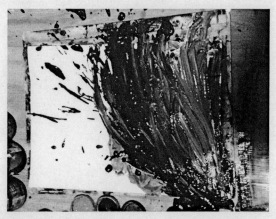

Fonte: elaborado pela autora

O primeiro recurso expressivo escolhido por Beatriz foi o Jogo de Areia. Ali, ela fez algumas cenas, nas quais as pessoas eram soterradas, mas tinha uma boia salva-vidas. Posteriormente, veio a pintura da Figura 14, carregada de muita energia psíquica, em que ela misturou inúmeras cores, acarretando na explosão da massa marrom no papel, ultrapassando os limites da folha e espirrando nas paredes do consultório. A criança parecia transbordar em suas emoções, mas, aos poucos, pôde ser contida na relação terapêutica. Aos poucos, ela conseguiu fazer cenas no Jogo de Areia, sem a areia transbordar para fora da caixa ou sem a água derramar pelo chão; aos poucos, ela demonstrou conseguir entrar e sair de difíceis vivências psíquicas.

Particularmente, foi um processo estar com Beatriz, acolhê-la e dar limites amorosamente. Ela passou a fazer, além das pinturas e colagens abstratas (vide Figura 15, a seguir), colagens figurativas de pessoas ensanguentadas e cenas no Jogo de Areia que contavam a triste história de sua primeira infância. Beatriz era uma sobrevivente de excepcional vitalidade.

Passado um ano, ela já conseguia lidar, de forma diferente, com suas emoções, não demostrando descontroles na escola, ao passo que sua mãe decidiu tirá-la da Psicoterapia por razões práticas. Apesar de reconhecer seu desenvolvimento, eu ainda estava apreensiva com essa decisão materna. Mas sua última cena no Jogo de Areia que veio com sua última sessão me tranquilizou, pois Beatriz escreveu seu nome em letras grandes, colocando, ao centro da caixa, uma personagem feminina, em cima de um morro: "Essa sou eu" — disse ela, como quem se impõe e diz que seguirá adiante. Na Figura 15, uma colagem com pintura, a representação abstrata vem como uma forma de elaboração das emoções antes transbordantes.

Figura 15 – Colagem e pintura em tinta guache sobre papel, de Beatriz – seis anos de idade

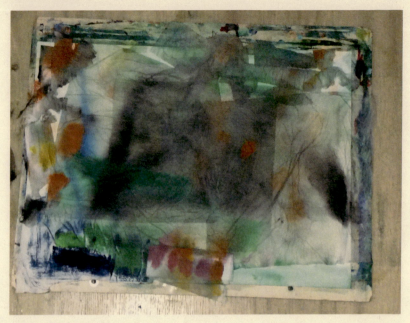

Fonte: elaborado pela autora

Com base no exemplo do Jogo de Areia mencionado, quis evidenciar a passagem de representações figurativas para representações abstratas em um processo analítico, bem como a passagem de formas abstratas para formas figurativas. Tais escolhas foram manifestações inconscientes. Vale destacar, conforme explorado no segundo capítulo, que o arquétipo do *Self* organiza os acontecimentos inconscientes; é o impulso e a condição por trás da formação das imagens (JAFFÈ, 1983).

Wilhelm Worringer, filósofo e historiador de arte, no início do século 20, contrastou como as duas grandes categorias das formas artísticas: a abstração; e a empatia (ou natureza). A primeira, seria adotada de forma inconsciente, como defesa frente à natureza hostil. A segunda, seria adotada de forma espontânea e inconsciente frente à identificação com o objeto (ARGAN, 1992). Tais polos, onde o sentimento e a experiência estética transitam adotando formas orgânicas ou abstratas, de acordo com a relação estabelecida do homem com o cosmos, foram ideias muito importantes para o trabalho desenvolvido por Nise da Silveira (2015).

Jung (2013g) correlacionou ainda a tendência à abstrair ou empatizar às dinâmicas psicológicas adaptativas de introversão ou extroversão; ou seja, o tipo de atitude pode variar na direção do interesse e do movimento da libido. Assim, enquanto a atitude extrovertida acarreta em um comportamento empático positivo de encontro ao objeto, uma atitude introvertida retira a libido dispendida em direção ao objeto, prevenindo-se contra ele. Tais intenções não são conscientes, mas fundamentam-se em uma atitude instintiva inconsciente.

Jung (2013g) traz essas atitudes como estruturais para cada indivíduo. Tal analogia com base em Nise da Silveira, também pode servir para uma leitura da expressividade artística em contexto de análise. A abstração pode caracterizar uma atitude introvertida, condicionada, portanto, pela subjetividade; enquanto uma expressividade extrovertida traria circunstâncias mais objetivas.

Se nos pautarmos na História da Arte, saberemos que esse tipo de leitura da expressão artística não pode ser aplicado a toda e qualquer obra artístico-expressiva. Nesse viés, ao olharmos para algumas obras abstratas de povos originários (vide Figuras 10, 11 e 12), tem-se um movimento psíquico complexo, subjetivo e simbólico.

Retomando as Artes Visuais e suas espontâneas explorações, trago à baila Pablo Picasso e seus desenhos, onde, em 1951, com a técnica de *light painting*, na qual o movimento da luz é capturado em fotografias de longa exposição, ensaio realizado junto ao fotógrafo albanês Gjon Mili (vide Figuras 16 e 17, a seguir). Entre as várias qualidades desse feliz encontro, ressalto os amplos movimentos de Picasso fazendo uso de seu corpo para realizar seus desenhos. Essa seria uma característica da criança pequena na fase da garatuja, que ainda, sem consciência, usa todo o corpo em suas explorações sensoriais. Picasso fez uso dessa espontaneidade gestual em um corpo livre e expansivo, mas com consciência — o que trouxe para o presente ensaio uma expressividade muito particular e original.

Figuras 16 – Ensaio em *light painting* com o pintor Pablo Picasso – fotógrafo Gjon Mili (1949)

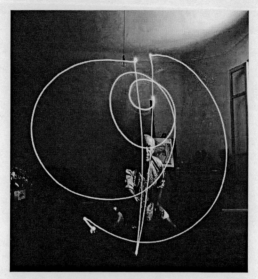

Fonte: Magazine's Life – Picture Colection (1949)

Figuras 17 – Ensaio em *light painting* com o pintor Pablo Picasso – fotógrafo Gjon Mili (1949)

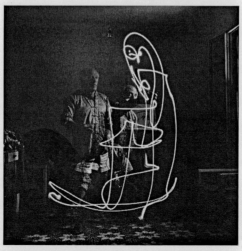

Fonte: Magazine's Life – Picture Colection (1949)

Neumann (1968), ao trazer o desenvolvimento da consciência, o faz a partir de estágios arquetípicos. O primeiro estágio do processo de evolução da consciência é descrito a partir da uroboro, que é representada pela imagem de um simbolismo já conhecido na antiga Babilônia e também pelos egípcios antigos e alquimistas gregos: uma serpente (ou dragão) em forma circular, mordendo a própria cauda. O estágio inicial do desenvolvimento psíquico humano pode ser comparado à uroboro. No início, em que se tem uma ausência da consciência, tal qual o mito da criação, tem-se a totalidade em sua perfeição. O inconsciente e o mundo predominam em harmonia — vida e psique são uma só. Nesse sentido, a uroboro autogerada também representa a força criadora. Nesse estado perfeito, não existem opostos. Portanto, nas primeiras fases da consciência, o ego infantil ainda está sob domínio da uroboro; ele é, nessa concepção, ainda embrionário, flutuante e frágil; "[...] é o tempo em que ainda não existe humanidade, apenas a divindade, o mundo, tem existência" (NEUMANN, 1968, p. 31).

A uroboro também representa o ciclo da própria vida, pois, o simbolismo está presente não apenas nesse estágio inicial pré-ego, como ressurge no estágio ulterior do desenvolvimento psíquico, quando o desenvolvimento do ego dá lugar ao *Self* no processo de individuação. Portanto, ao final do desenvolvimento, volta-se à uroboro, mas com consciência. Esta seria uma diferença crucial: voltar ao "mesmo," mas com consciência.

> A uroboro, que pode ser encontrada em todas as épocas e culturas, surge depois como ulterior ao desenvolvimento psíquico individual, como rotundidade da alma, como símbolo da integralidade e plenitude recuperadas da vida (NEUMANN, 1968, p. 45).

Retomando o sonho mencionado no início do presente capítulo, os pensadores atuais apareceram na forma figurativa e literal, como se o espiritual ainda necessitasse ser incorporado à natureza. Como foi explicitado ao longo deste livro, a busca de uma totalidade psíquica envolve a função transcendente. E retomando o espectro cromático utilizado por Jung (2013a), há uma correspondência entre o nível infravermelho e ultravioleta da psique. Instinto e arquétipo seriam correspondentes em níveis de frequência diferentes. Dessa forma, um poderia derivar-se do outro. O dinamismo do instinto estaria localizado na parte infravermelha do espectro e inacessível à consciência, enquanto a imagem instintiva, percebida na consciência, se localizaria na parte ultravioleta do espectro; ou seja, a percepção e assimilação da realidade do instinto não se dá no extremo infravermelho, somente quando o instinto é transformado em imagem, pode ser, então, assimilado. Por isso, se por um lado o instinto é experimentado como um dinamismo fisiológico, por outro lado, ao se aproximar da consciência, aparece como imagem desenvolvendo efeitos numinosos. Logo, a imagem é uma expressão psíquica do instinto, movida por um princípio espiritual.

> Psicologicamente [...] como imagem do instinto, o arquétipo é um alvo espiritual para o qual tende toda natureza do homem; é o mar em direção ao qual todos os rios percorrem seus acidentados caminhos; é o prêmio que o herói conquista em sua luta com o dragão. (JUNG, 2013a, § 415).

No percurso sélfico descrito anteriormente, cabe o exemplo do artista plástico Pablo Picasso (1881-1973), o qual experimentou, em sua arte, uma liberdade e originalidade sem precedentes. No ensaio fotográfico evidenciado nas Figuras 16 e 17, as fotos ficaram muito famosas, Picasso já estava com quase 70 anos de idade e seus desenhos-luz tinham seu traço original — alguns, com formas abstratas, e outros, com formas figurativas, mas com traços brincantes, com muita abertura para a imaginação.

Assim como Jung, Picasso também voltou à sua criança interior para lançar-se em sua arte inovadora, surgindo frutos maduros. Jung (2013a) citou o símbolo da uroboro (vide Figura 18, a seguir), utilizado pelos alquimistas para trazer a complexa natureza psíquica.

Diante do exposto, vale exaltar o movimento urobórico nas Artes. Um movimento que pode ir do simples ao complexo, do abstrato ao figurativo, do infravermelho ao ultravioleta. Está presente a circularidade integrativa da função transcendente entre as várias dimensões da realidade psíquica, entre as polaridades consciente e inconsciente, material e espiritual, em que se tem uma correspondência. Na imagem, encontram um lugar onde todas essas realidades podem coexistir.

Figura 18 – Uroboro, o dragão que come a sua própria cauda – Pelecanos (1478)

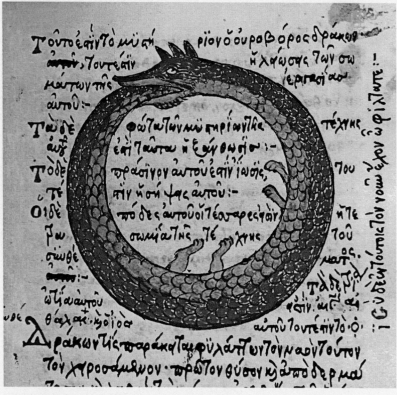

Fonte: Rola (1996, p. 33)

CONSIDERAÇÕES FINAIS

Conforme transcorrido nas linhas deste livro, a imagem é via central a ser considerada no trabalho clínico da Psicologia Analítica. E por que ainda restam tantas dúvidas sobre o "poder" da imagem?

Hillman (2013) aponta motivos históricos e culturais para a desqualificação da imagem. O ego heroico, sem a compreensão metafórica no trabalho com a imagem, literaliza o imaginal, reduzindo-o, e sentindo-se ameaçado, ataca a imagem. Esses ataques milenares têm origem na cultura judaico-cristã, em que as imagens são vistas, por vezes, pejorativamente como alucinações ou demônios, consideradas separadas da realidade. Dessa forma, a psique, o campo imaginal intermediário, é desconsiderado.

Para se colocar no caminho contrário, a fim de desenvolver o pensamento metafórico e reconhecer as possibilidades de trabalho com a imagem, faz-se importante reconhecer tais limitações culturais.

Particularmente, observo a aproximação entre os saberes da Psicologia e das Artes Visuais — um aliado, um modo de desenvolver novas formas e habilidades necessárias para o trabalho com a imagem, pois, na Arte, são contempladas as diversas dimensões da realidade psíquica.

É interessante observar que, no decorrer da história das Artes Visuais, diversas formas de expressão foram contempladas, ganhando maior versatilidade com o tempo. Pablo Picasso, por exemplo, além de pintor, era escultor, ceramista, poeta, dramaturgo, inventou a colagem como arte, entre outras experimentações.

A Arte Contemporânea abrange todas essas formas de expressão — o figurativo, o abstrato, além de muitos recursos em arte-tecnologia. A partir da narrativa do artista, ele pode criar sua forma de se expressar com muita liberdade nos tempos atuais, já que "tudo é permitido". Portanto, quanto mais familiarizados com o mundo das artes, mais recursos terá o analista para explorar junto ao analisando, de modo engajado, as imagens psíquicas. E mais preparados para construir novos conhecimentos nessa área, uma vez que se tem infindáveis maneiras de se vivenciar a imagem e dialogar com o paciente.

A exemplo das Artes, na utilização de recursos expressivos no consultório, também percebi a chegada da tecnologia. Tenho um paciente que, por exemplo, me pediu para animar suas cenas no Jogo de Areia. "Como?" — lhe questionei. Em um aplicativo disponível em seu smartphone, tirou fotos cena a cena e, ao final, se tornou um filme. Os limites das bordas protetoras da caixa de areia foram mantidos, mas o impulso criativo do paciente foi incentivado — o que lhe trouxe uma nova e potente forma de expressão.

A libido se move de diferentes formas. O símbolo é um importante transdutor de energia psíquica. A diversidade dos recursos expressivos, com o estímulo à fantasia criadora, oferece oportunidades para a expressão inconsciente. Dessa forma, nos colocamos a serviço do desenvolvimento da personalidade. Uma escultura em argila modelada imaginativamente, por exemplo, pode levar o paciente a um novo sonho. Dessa forma, a energia mobilizada pode contribuir para um símbolo desenhado e assim por diante.

Considerando-se a imagem como via importante, uma rota circular mediada pelo *Self* pode ser, assim, realizada.

REFERÊNCIAS

AMMANN, R. *A terapia do jogo de areia*: imagens que curam a alma e desenvolvem a personalidade. São Paulo: Paulus, 2002.

AMMANN, R. Formas vindas do inconsciente. *In*: Entrevista por Viver Psicologia, Uberlândia, 2002. Disponível em: https://www.redepsi.com.br/2002/08/09/entrevista-com-a-analista-junguiana-su-a-ruth-ammann/amp/ Acesso em: 19 abr. 2022.

ARGAN, G. C. *Arte moderna*. São Paulo: Companhia das Letras, 1992.

AVENS, R. *Imaginação é realidade*: o nirvana ocidental em Jung, Hillman, Barfield e Cassirer. Petrópolis, RJ: Vozes, 1993.

BACHELARD, G. *A poética do devaneio*. 2. ed. São Paulo: Martins Fontes, 2006.

BARCELLOS, G. *Psique e imagem*: estudos de Psicologia. Petrópolis, RJ: Vozes, 2012. (Coleção Reflexões Junguianas)

BASTOS, F. J. M. *Panorama das ideias esteticas no ocidente*: de Platão a Kant. Brasília: Universidade de Brasília, 1981.

BOECHAT, W. *O livro vermelho de C. G. Jung*: jornada para profundidades desconhecidas. Pref. de Sonu Shamdasani. Petropolis, RJ: Vozes, 2014.

CAETANO, A. C. M. Instalações sinestésicas: variações neurais na geração de paisagens visuais e sonoras. *In:* 23º Encontro da ANPAP – "Ecossistemas Artísticos", Belo Horizonte, 15-19 set. 2014. *Anais* [...] Belo Horizonte, 2014. Disponível em: http://www.anpap.org.br/anais/2014-old/ANAIS/Comites/3%20PA/Alexandra%20Cristina%20Moreira%20Caetano.pdf. Acesso em: 12 mar. 2022.

CAIXA CULTURAL. *Catálogo da exposição O Tempo dos Sonhos*: arte aborígene contemporânea da Austrália, 2018. Recife: CAIXA Cultural, 14 jun./5 ago. 2018.

CARVALHO, R. Mechanism, Metaphor. *Journal of Analytical Psychology*, 36: 331-341. 1991.

CONNOLLY, A. M. Border crossings: working as an analyst and trainer in different cultures. *In:* Congresso Nacional AJB, Foz do Iguaçu, PR, 2017. *Anais.* Foz do Iguaçu, PR, 2017a.

CONNOLLY, A. M. Building bridges: possible dialogues between psychoanalysis and Analytical Psychology. *In:* Congresso Nacional AJB, Foz do Iguaçu, PR, 2017. *Anais,* Foz do Iguaçu, PR, 2017b.

CURWEN, C. Music-colour synaesthesia: concept, context and qualia. *Counsciousness and Cognition*, n. 61, p. 94-106, maio 2018. Disponível em: https://eprints.whiterose.ac.uk/129726/3/Music%20colour%20synaesthesia%20concept%20context%20and%20qualia%20final%20minor%20revisions.pdf. Acesso em: 12 mar. 2022.

FRANZ, M. von. *Psicoterapia*. São Paulo: Paulus, 1999.

GLOWCZEWSKI, B. *Resistindo ao desastre*: exaustão e criação. [S. l.]: [s. n.], 1990.

GOLDSTEIN, I. S. *Do 'tempo dos sonhos' à galeria*: arte aborígine australiana como espaço de diálogos e tensões interculturais. Tese (Doutorado em Antropologia Social) – Instituto de Filosofia e Ciências Humanas, Universidade Estadual de Campinas, Campinas, SP, 2012.

GOMBRICH, E. H. *A história da Arte*. Trad. de Álvaro Cabral. 16. ed. Rio de Janeiro: LTC, 2012.

GUGGENBUHL-CRAIG, A. *O abuso do poder na Psicoterapia*: e na Medicina, Serviço Social, Sacerdócio e Magistério. Trad. de Roberto Gambini. São Paulo: Paulus, 2004. (Coleção Amor e Psique)

HILLMAN, J. *Cidade & alma*. Trad. de Gustavo Barcellos e Lúcia Rosenberg. São Paulo: Studio Nobel, 1993.

HILLMAN, J. *O Código do ser*. Rio de Janeiro: Objetiva, 1997.

HILLMAN, J. *O Sonho e o mundo das trevas*. Trad. de Gustavo Barcellos. Petrópolis, RJ: Vozes, 2013. (Coleção Reflexões Junguianas)

HILLMAN, J. *Re-vendo a Psicologia*. Trad. de Gustavo Barcellos. Petrópolis, RJ: Vozes, 2010. (Coleção Reflexões Junguianas)

HILLMAN, J. *Uma investigação sobre a imagem*. Trad. de Gustavo Barcellos. Petrópolis, RJ: Vozes, 2018.

HOLLIS, J. *Os pantanais da alma*: nova vida em lugares sombrios. São Paulo: Paulus, 1999. (Coleção Amor e Psique)

HORTON, S. Inside Jung's Red Book: six questions for Sonu Shamdasani. *Haér's Magazine*, 2009.

JACOBI, J. *Complexo, arquétipo e simbolo*: na Psicologia de C. G. Jung. Petrópolis, RJ: Vozes, 2016.

JAFFÉ, A. *O mito do significado*. São Paulo: Cultrix, 1983.

JARDINS da Alma: o método terapêutico do Jogo de Areia. Documentário: R. Ammann. Prod. de Roug Production. Suíça, 2003. 1 DVD.

JOHNSON, R. A. *Sonhos, fantasia e imaginação ativa*: a chave do reino interior. Trad. de Dilma Gelli. São Paulo: Mercuryo, 1989.

JUNG, C. G. *A arte de C. G. Jung*. Trad. De Caio Liudvik. Ed. pela Fundação das Obras de C. G. Jung por HOERNI, U., FISCHER, T., KAUFMANN, B. Petrópolis, RJ: Vozes, 2019.

JUNG, C. G. A energia psíquica. *In: C. G. Jung*: obra completa. 10. ed. Petrópolis, RJ: Vozes, 2013a. v. 8: A Dinâmica do Inconsciente – Parte 1.

JUNG, C. G. A natureza da psique. *In: C. G. Jung*: obra completa. 14. ed. Petrópolis, RJ: Vozes, 2013b. v. 8: A Dinâmica do Inconsciente – Parte 2.

JUNG, C. G. A vida simbólica. *In: C. G. Jung*: obra completa. 7. ed. Petrópolis, RJ: Vozes, 2013d. v. 18: Parte 1.

JUNG, C. G. *Cartas*. 2. ed. Petrópolis, RJ: Vozes, 2002. v. 3: 1956-1961.

JUNG, C. G. Civilização em transição. *In: C. G. Jung*: obra completa. 6. ed. Petrópolis, RJ: Vozes, 2013d. v. 10: Civilização em Mudança – Parte 3.

JUNG, C. G. Estudos alquimicos. *In: C. G. Jung*: obra completa. 4. ed. Petrópolis, RJ: Vozes, 2013e. v. 13.

JUNG, C. G. *Memórias, sonhos e reflexões*. Org. de Aniela Jaffe. Apres. de Sérgio Britto. Trad. de Dora Mariana R. Ferreira da Silva. Rio de Janeiro: Nova Fronteira, 2006.

JUNG, C. G. O desenvolvimento da personalidade. *In: C. G. Jung*: obra completa. 14. ed. Petrópolis, RJ: Vozes, 2013c. V. 17.

JUNG, C. G. O desenvolvimento da personalidade. *In: C. G. Jung*: obra completa. 14. ed. Petrópolis, RJ: Vozes, 2013f. v. 17.

JUNG, C. G. O eu e o inconsciente. *In: C. G. Jung*: obra completa. 27. ed. Petrópolis, RJ: Vozes, 2015. v. 7: Dois Escritos sobre Psicologia Analítica – Parte 2.

JUNG, C. G. *O livro vermelho*: Liber Novus. Ed. e intro. de Sonu Shamdasani. Pref. de Ulrich Hoerni. Trad. de Edgar Orth, Gentil Avelino Titton e Gustavo Barcellos. Rev. da trad. de Walter Boechat. 3. Reimpr. Petrópolis, RJ: Vozes, 2017.

JUNG, C. G. Os arquétipos e o inconsciente coletivo. *In: C. G. Jung*: obra completa. 11. ed. Petrópolis, RJ: Vozes, 2014a. v. 9: Parte 1.

JUNG, C. G. *Os Livros Negros*: 1913-1932: cadernos de transformação. Ed. de Sonu Shamdasani. Trad. de Editora Vozes. Petrópolis, RJ: Vozes, 2021.

JUNG, C. G. Psicologia do inconsciente. *In: C. G. Jung*: obra completa. 24. ed. Petrópolis, RJ: Vozes, 2014b. v. 7: Dois Escritos Sobre Psicologia Analítica – Parte 1.

JUNG, C. G. Psicologia e alquimia. *In: C. G. Jung*: obra completa. 6. ed. Petrópolis, RJ: Vozes, 2012. v. 12.

JUNG, C. G. Sincroniscidade. *In: C. G. Jung*: obra completa. 21. ed. Petrópolis, RJ: Vozes, 2014b. v. 8/3.

JUNG, C. G. Tipos psicológicos. *In: C. G. Jung*: obra completa. 7. ed. Petrópolis: Vozes, 2013g. v. 6.

KALFF, D. M. *Sandplay*: a psychotherapeutic approach to the psyche. Iniciales. De Martin Kalff. Pref. de Bárbara A. Turner. Cloverdale: Temenos Press, 2003.

KANDINSKY, W. *Do spiritual na arte*: e na Pintura em particular. 2. ed. São Paulo: Martins Fontes, 1996.

KISNER, P. Pauline Bonaparte, a princesa do prazer. *A Modista do Desterro*, 25 mar. 2019. Disponível em: http://amodistadodesterro.com/pauline-bonaparte-a-princesa-do-prazer-resenha/. Acesso em: 12 mar. 2022.

Arte & Artistas, 11 out. 2018. Disponível em: https://arteeartistas.com.br/les-demoiselles-davignon/. Acesso em: 12 mar. 2022.

LEVY-BRUHL, L. *A mentalidade primitiva*. Trad. de Ivo Storniolo. São Paulo: Paulus, 2008. (Coleção Estudos Antropológicos).

MACFARLAND, E. B. *The sacred path beyond trauma*: reaching the divine through nature's healing symbols. Pref. de Robert Romanyshym. Berkeley: North Atlantic Books, 1993.

NEUMANN, E. *A criança:* estrutura e dinâmica da personalidade em desenvolvimento desde o início de sua formação. Trad. de Pedro Ratis e Silva. São Paulo: Cultrix, 1995.

NEUMANN, E. *História da origem da consciência*. São Paulo: Cultrix, 1968.

PENROSE, R. *Picasso.* London: Phaidon, 1991.

PESSOA, F. *Poesia completa de Alberto Caeiro*. São Paulo: Companhia de Bolso, 2005.

PIERI, P. F. *Dicionário junguiano*. Trad. de Ivo Storniolo. São Paulo; Petrópolis, RJ: Paulus; Vozes, 2002.

ROLA, S. K. *Alquimia*. Rio de Janeiro: Del Prado, 1996.

SHAMDASANI, S. *Jung e a construção da Psicologia Moderna*: o sonho de uma ciência. Trad. de Maria Silvia Mourão Netto. Aparecida, SP: Idéias & Letras, 2005. (Coleção Psi-Atualidades)

SILVEIRA, N. *Imagens do inconsciente*. Petrópolis, RJ: Vozes, 2015.

SILVEIRA, N. *O mundo das imagens*. São Paulo: Ática, 1992.

WEINRIB, E. L. *Imagens do Self*: o processo terapêutico na caixa-de-areia. Trad. de David Gilbert Aubert. São Paulo: Summus, 1993. (Coleção Novas Buscas em Psicoterapia)

WOJTKOWSKI, S. Wrestling With Azazel – Jung and modern art: a critical appraisal. *In:* Art and Psyche in the City Conference, New York, 2015. *Anais*. New York, 2015. Disponível em: https://aras.org/sites/default/files/docs/00080Wojtkowski_0.pdf. Acesso em: 12 mar. 2022.